FEMME QUI ES-TU ?

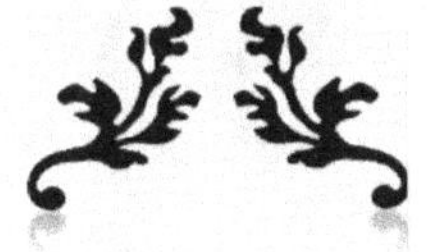

Dorine

Sophia

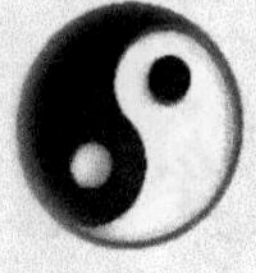

Préface

*L*a place de la femme dans la société a

toujours été minimisée, mais elle s'est battue pour avoir son indépendance, son émancipation ainsi qu'une journée en son honneur.

Dans les années lointaines, la femme avait pour rôle que : la cuisine, le ménage, les enfants et j'en passe.

Au fil du temps, elle décide de revendiquer ses droits et de se faire une place au sein de la société.

Elles commençaient par certains métiers : ménagères, lingères, couturières, blanchisseuses etc.., la plupart des métiers étaient occupés par les hommes.

Par ailleurs, à une époque passée et royale, la femme était destinée à être promue en mariage, à un prince héritier pour allier les peuples, éviter des guerres et enfanter. Nous remarquons principalement qu'un fils était plus apprécié pour succéder au roi.

Plus les années passent elles obtiennent quelques droits :

- Les **femmes** peuvent s'inscrire à l'université sans l'autorisation de leur mari.

- Les **femmes** obtiennent le droit de vote.

- Le principe d'égalité entre les **femmes** et les hommes dans tous les domaines.

Aujourd'hui, la femme est libre, libre par ses choix, libre professionnellement, libre politiquement, on peut même dire l'égale de l'homme.

Dans ce livre, nous allons aborder plusieurs sujets et plusieurs catégories de femmes sur les émotions, l'amour propre, le professionnel, le comportement, les qualifications, la vie en générale et les représenter par une couleur.

Nous avons :

1. La femme de pouvoir (violet)
2. La femme sexy séduisante (rose)
3. La femme amoureuse (rouge)
4. La femme mère seule (vert)
5. La femme au foyer (jaune)
6. La femme à son homme (orange)
7. La femme luxure (dorée)
8. La femme sainte ni touche (blanc et blanc cassé)
9. La femme polyvalente (noire)
10. La femme garçon (bleu)
11. La femme électrique métallique (Argenté)
12. La femme naturelle (brune, la marron).

Cette dernière est recherchée par presque tous les hommes. C'est la plus admirée, la plus sûre et la plus belle. Belle, pas que physiquement, mais intérieurement, dans l'esprit et dans l'âme.

Dans ce monde où la femme s'est fondée une place, où elle défit l'homme, où elle est plus forte que tout. En elle se dissimule une femme tendre, sensible, aimante avec un grand cœur et beaucoup d'amour ; car en la femme il y'a déjà de l'amour. Voici pourquoi, elle sait endosser les choses, elle sait pardonner l'infidélité de son homme, quand elle le souhaite réellement. Parce qu'elle a choisi cet homme et choisir un homme, c'est avec les qualités ainsi que les défauts.

Même si elle se crée une carapace, la femme est douceur, pleine de bontés. N'oublions pas qu'elle s'est battue pour avoir du respect dans ce monde donc, autant qu'elle peut être gentille, autant elle peut être féroce, méchante avec un sale caractère. Elle est à la fois ange et démon.

Ce que tu sèmes avec une femme, tu le récolteras. Voici pourquoi, il faut toujours l'arroser, lui donner aussi de l'amour, de la tendresse, de l'attention et du respect. La femme multiplie et amplifie ce qu'elle reçoit.

Après avoir énoncé et détaillé ces diverses catégories, je vous donnerai des points clés et des astuces qu'une femme, peu importe sa catégorie, son niveau intellectuel doit avoir et tenir dans sa vie, dans son couple, dans son foyer et son entourage.

On se voile souvent la face, et on ne dit jamais vraiment ce qui se cache derrière ces catégories. Aujourd'hui, nous allons aborder des sujets tabous, nous allons oser. Nous ne jugeons pas les choix d'autrui, car nous ne pouvons pas tout maîtriser, nos sentiments, nos choix, nos actes. Chacun fait ses choix en fonction de ce qu'il traverse ou ce qu'il rencontre réellement dans sa vie. Il est sage d'écouter une personne et d'en tirer des leçons, que de se moquer ou critiquer car le lendemain est rempli de surprises.

Ne cherchons pas à comprendre les femmes. C'est l'être le plus imprévisible sur terre. Elle est Dotée d'une créativité, d'une imagination débordante.

Selon vous qui sommes-nous femme ? Bleu ou Verte ? Femme qui es-tu ?

J'espère que vous vous retrouverez dans l'une des catégories de femmes de couleurs.

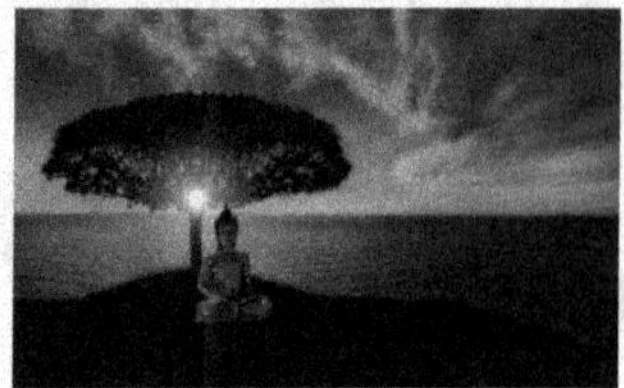

CHAPITRE 1   FEMME ET SES VARIETES

Chaque femme a sa particularité, son atout, sa personnalité, qui démontre qui elle est.

L'une se distingue de l'autre par son charme propre à elle, malgré les similitudes.

Je cite ici douze catégories, douze couleurs, aussi représentées par des fleurs. Si vous vous reconnaissez parmi ces couleurs, à vous de décider si c'est la couleur idéale pour vous. Est-ce que vous vous sentez bien avec cette couleur ? Est-ce que cela vous favorise dans votre vie ? Si non, vous avez toujours la possibilité de changer de catégorie. Et quoi que souvent la vie se charge elle-même de nous faire basculer d'une couleur à une autre.

I. LA FEMME DE POUVOIR (Violet)

Les travailleuses, les laborieuses je les surnommes les violettes pourquoi ? la couleur violette symbolise : la prospérité, la spiritualité, la solitude, la délicatesse, l'ambition, la créativité.

La femme de pouvoir n'est ni trop brûlante, ni trop glacée, elle est souvent évitée par les garçons, par ces petits hommes qui craindront ces atouts, peur de ne pas être à la hauteur de ses performances, parce qu'elle a de l'assurance, de la repartie, de l'éloquence et du charisme. Elle est s2i.

De plus, on retrouve un brin d'humour en elle avec de la communication. Ce qui fait sa différence, ce qui fait son attirance, ce qui fait son charme.

C'est une femme ambitieuse, dynamique, une femme à carrière, une femme battante, qui peut tout mettre de côté pour sa carrière, qui peut même ne pas vouloir une vie de famille, qui n'a pas forcément besoin d'un homme pour combler sa vie car pour elle un homme sera juste un bonus. Femme capable.

Ce sont ces femmes-là, qui se sont battues si l'on peut dire pour avoir leur émancipation, leur place aux côtés des hommes dans les entreprises, dans les médias, dans la politique et même dans le foyer.

Cette catégorie de femmes, a un style vestimentaire particulier. Toujours classe, élégante, bien soignées, bien vêtues de la tête aux pieds, mais aussi très versatiles.

Comme dit, elles sont souvent célibataires, car peu d'hommes osent s'en approcher, ce genre de femme qu'un homme craint, car il sait qu'avec lui ou sans lui, elle s'en sortira toujours.

Elles ont un caractère bien trempé qui effraye les hommes, seront-ils à la hauteur des attentes de cette femme ?elles savent ce qu'elles veulent dans leurs vies, elles n'accepteront pas n'importe qui et elles ne laisseront pas tous les types d'hommes entrer dans leurs vies, elles sont minutieuses dans leurs choix.

Elles sont difficiles à conquérir, l'aborder avec du matériel ne l'impactera pas car elle peut se l'offrir.

Cette femme, a beau être ingénieuse et penser à sa croissance, son développement personnel, mais se cache aussi une femme apeurée qui a besoin d'un homme pour l'apaiser, la réconforter. Mais lequel ?

Il lui faut un homme de taille, pas forcément financièrement, professionnellement mais un homme qui arrivera à la dompter, la rassurer.

L'argent et une qualification professionnelle, ne font pas tout. Il faut trouver en chaque femme ce qu'elle aime et a besoin.

ANETH, une femme qui aime la vie, passionnée par son travail, la vie de famille mais ne veut pas en fonder brusquement. Au lycée, toujours parmi les dix premiers de la classe, avec une moyenne de quinze au minimum. En grandissant, ses amies et elle ont continué vers diverses voies, certaines ont eu des enfants, d'autres se sont mariées et ANETH elle, voulait devenir médecin. Quelle ambition ! Elle se donna corps et âme afin de réaliser ses projets. Elles se retrouvaient une à deux fois dans le mois en souvenir du bon vieux temps et profiter des moments présents. Pendant ses rassemblements là, ANETH était toujours bien apprêtée et généreuse. En plus, d'être loyale. Vous reconnaissez cette copine ?

Les hommes n'étaient pas sa priorité, pourtant elle en attirait beaucoup, de bons comme de mauvais. Ayant une grosse indépendance et un fort caractère, elle arrivait toujours à les faire fuir, surtout qu'elle n'arrivait pas être combler. Elle possède un grand patrimoine, elle peut tout s'offrir, tout ce que vous pouvez vous imaginer.

Le plaisir intime pour elle, n'était qu'un instant de détente, de bien-être qui pouvait l'aider à s'évader et déstresser. Elle pense comme un homme.

Elle est heureuse et presque parfaite dans sa vie professionnelle, quotidienne mais aujourd'hui elle n'arrive pas à convaincre un homme qu'elle peut être aussi une femme de foyer et même quand elle le fait, sa nature reprend le dessus. Elle veut toujours tout contrôler, tout gérer, avoir raison, avoir le dernier mot sans vraiment discuter. Pas parce qu'elle ne sait pas discuter mais parce qu'elle diriger. Une femme de pouvoir.

A cette femme, il lui faut un homme qui la domptera, qui saura converser, avec elle, qui saura être présent dans sa vie et la supportera, qui aura aussi de la culture, avec qui elle ne s'ennuiera pas. Il saura la séduire autrement. C'est vrai que les voitures, l'argent, les restaurants impressionnent mais, ce n'est pas ce qui la fera craquer. Il en faut plus, comme cuisiner soi-même, être romantique mais une romance personnelle avec un plaisir à jouissance impérativement demandée.

Cela pourra prendre du temps mais elle trouvera chaussure à son pied tôt ou tard. En attendant, c'est une bonne amie et amie presque parfaite. Réduire ou revoir ses priorités ? Il faut penser bonheur, positif et ne pas forcer les choses simples.

« Le premier Mari d'une femme c'est son travail, XXI EME SIECLE »

Réflexion d'une femme violette.

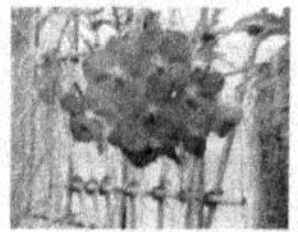

II. LA FEMME SEXY SEDUISANTE
(Rose)

Comme le nom l'indique, les sexy séduisantes sont des femmes roses, Le rose symbolise, la séduction, la coquetterie.

Elles, ce qu'elles aiment par-dessus tout, c'est être belle, sexy, séduisante, attirante car pour elle, la beauté fait tout, avec la beauté on peut tout avoir, avec la beauté, on charme qui on veut, comme on veut, alors disons merci à la Déesse de la beauté.

Les sexy rose, certains hommes, ne chercheront pas du sérieux avec ce packaging car à part son physique, a part son charme, que peut-elle offrir de plus à un homme qui cherche une femme, une moitié, une aide, une valeur sûre et réaliser ses projets ?

C'est vrai qu'entre ces quatre mûrs on ne s'ennuiera pas charnellement mais après cela qu'est ce qui adviendra?

La femme rose voit la vie en rose, elle ne veut pas grandir, elle attend son prince charmant, romantique, sentimental. Elle n'est souvent pas ambitieuse car pour elle son physique lui donnera un homme qui succombera à son charme et lui donnera tout ce qu'elle désire.

La majorité de ces femmes se retrouvent avec les hommes fortunés, qui veulent entretenir une poupée.

En conséquence, Elle a son féminisme qu'un homme et même des femmes apprécieront, tel est son point dominant. Sa satisfaction, elle le tire en étant belle, toujours sexy, toujours soignée. Mais par son homme.

Mais sachez une chose mesdames et mesdemoiselles, la beauté est éphémère. Prenez la beauté comme un cadeau du ciel et non comme un potentiel éternel. Sachant qu'aujourd'hui la beauté s'achète, se fabrique, alors dis-toi que tu auras toujours plus belle que toi-même si la beauté divague d'un œil à un autre.

Cependant, Toutes les sexy rose ne restent pas rêveuses car certaines arrivent à développer et devenir indépendantes.

Il ne faut pas rester coincer dans une catégorie qui ne vous plaît pas. On peut toujours changer de couleur.

BERENICE, BERTHA un soir, aux environs de 19h20 dans un centre commercial, deux jeunes femmes, belles, élégantes que même une femme se retournera sur son passage pour les admirer. Elles faisaient les boutiques. Le style, le charisme, le maquillage, la coiffure, la teinte de peau, tout était accordé sans oublier les ongles.

Soudainement, le téléphone de BERENICE sonna, elle décrocha :

- BERENICE : Allo bébé

- JASON : Comment vas-tu ?

- BERENICE : j'ai bientôt fini, tu passes me récupérer stp, je t'attendrai au café habituel du centre commercial. Franchement, il faut que tu m'achètes une voiture bébé, ça t'évitera aussi de toujours venir me chercher. Bisous à toute.

- BERENICE : C'est JASON

- BERTHA : Ah c'est mignon, il passe te chercher ? heureusement que le mien m'a acheté ma voiture.

- BERENICE : Oui, c'est pourquoi il faut qu'il m'achète ma voiture, je serai un peu libre dans mes mouvements et pour lui aussi.

Les femmes roses sont très chipies, compliqués, capricieuses aussi. Il faut les satisfaire. financièrement, matériellement, Sinon ça deviendra C trois fois C3X dans le lit. Elles veulent une stabilité mais pas en se salissant les mains.

L'homme va chercher de l'argent et tout ce qui va avec, et elle est comme un tableau pour son homme, qu'il doit admirer à chaque moment. Vous voyez ces beaux paysages qu'on observe, la plage, les montagnes, la nature.

Je me demandais, comment ces femmes se faisaient entretenir par des hommes aussi facilement ?

Il faut savoir qu'il y'a certains hommes qui sont des pervers narcissiques, il souhaite que la femme dépende de lui, ainsi il pourra la manipuler à sa guise, avoir un contrôle sur elle. Le pervers narcissique peut tout te donner par exemple, mais il te prive de ta liberté et il te demande des choses parfois incroyables. Si cela va avec votre santé mentale c'est le plus important.

Elle a connu un passé douloureux et elle se retrouve seule face à son destin, pour elle c'est une chance d'avoir un homme présent, qui s'occupe d'elle sachant qu'elle aime les belles choses par la nature de la femme. Elle est dans un engrenage, elle ne s'en rend pas compte. Pour certaines, rester dépendantes ne fait pas partir de leurs plans car, elles comptent entreprendre dans la mode et être en mode ETE et pas rester dans l'ombre d'un homme qui la couvrira de cadeaux sans avoir une vie propre à elle. EPARGNER, TRAVAILLER, ENTREPRENDRE, si vous souhaitez être VOUS.

BERENICE s'est acquit avec des économies par le biais de son JASON, une voiture, et une entreprise de beauté. Ils se sont séparés, car lui ne voulait pas son indépendance.

Souvenez-vous nous ne jugeons pas.

Des femmes ou des hommes la traiteront et la qualifieront négativement. Mais voyons les choses autrement, n'a-t-elle pas été aussi intelligente en investissant dans ce qu'elle aime sans pour autant toujours attendre de Jason ? mais chacune ses choix, si vous préférez toujours dépendre d'un homme c'est vous qui voyez chacune choisit où elle se plaît vraiment.

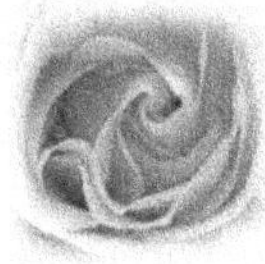

III.   LA FEMME AMOUREUSE (Rouge)

La femme amoureuse, je les surnomme les rouges. Elles sont passionnées, amoureuses, tendres, sensuelles, enfreignent des lois et se mettent même en danger par amour.

Le rouge symbolise la chaleur, l'amour, la passion et la sensualité mais aussi le danger, le risque en amour.

La femme amoureuse est puissante, dynamique avec un fort potentiel d'action en amour.

Pour ne pas devenir cette femme amoureuse dangereuse, il faut qu'elle sache contrôler cet amour avec parcimonie, ne pas être trop possessive, trop jalouse mais savoir doser ses émotions.

La femme amoureuse est capable de tout faire, de tout donner, de tout abandonner, de se perdre elle-même par amour. C'est son essentiel, son carburant, son moteur, c'est l'amour qui la fait vivre. Et en trouvant cette personne, elle risque d'étouffer, de vouloir s'en accaparer, sans laisser d'espace à ce dernier car elle est dans la passion.

Voici pourquoi femme amoureuse, tu dois savoir aimer à bonne dose sans t'oublier, car l'amour propre c'est important pour ton bien être.

Ne dit-on pas que la charité bien ordonnée commence par soi-même ?

Si tu ne t'aimes pas toi comment veux-tu qu'on t'aime ? si tu ne te connais pas toi-même comment veux-tu qu'on apprennent à te connaitre et te respecter Femme amoureuse ? si tu ne fais pas attention à toi, comment veux-tu qu'on fasse attention à toi correctement ? Alors cet amour que tu tiens à offrir, à donner à une personne, commence à l'offrir à toi-même et tu verras qu'on t'aimera pour ce que tu es réellement. L'amour de soi commence par la confiance en soi, c'est la foi en soi et sans cela, tu crées un manque qui crée une mendicité d'amour. Tu seras toujours déçue car tu seras toujours en quête d'amour par quelqu'un, alors que tu peux toi-même t'en offrir, occupe-toi fais un peu comme la femme de pouvoir et un peu comme la femme sexy rose, mais ne t'oublie pas car tu as ta personnalité, cherche-la, trouve-la, travaille-la, forge-la, et devient plus forte que jamais.

L'homme est très complexe et en voyant ça, il peut fuir. Il faut diluer cet amour, Il faut vous rendre souvent indisponible, ne pas être dans la dépendance émotionnelle.

Mais par-dessus tout ne change pas ton cœur. L'amour est la meilleure des choses, trouve simplement le juste milieu.

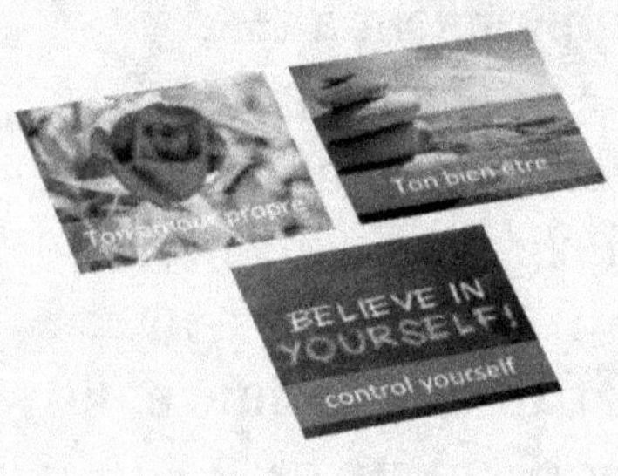

IV.   LA FEMME MERE SEULE (Vert)

La femme célibataire, la mère seule, elles sont nombreuses mais très fortes, elles ont deux rôles, de mère et de père. Je les surnomme les vertes.

Le vert symbolise déjà l'espoir, la chance. La vie nous donne une chance nouvelle, c'est comme ça que je perçois les choses et non négativement à s'apitoyer sur son sort.

La croissance, car cette femme a retenu, elle va se développer et s'appuyer de son passé, pour avancer. Le calme : car cette femme devient sage et doit apporter beaucoup à son/ses enfant(s).

La nature : car elle profitera de ce moment pour se retrouver avec elle et enfant(s).

Si elle dérive et qu'elle ne se discipline pas elle pourra rencontrer à nouveau l'échec c'est-à-dire refaire les mêmes erreurs et ne pas avancer. Elle doit faire attention à qui entre dans sa vie et celle de son enfant ou ses enfants.

La mère seule à vécu une relation, un mariage qui n'a pas abouti, qui n'a pas fonctionné pour différentes raisons par exemple : (manque de maturité, trop femme amoureuse, trop sexy rose dépendante ou trop femme de pouvoir etc.)

Pour cela, la séparation s'annonce et là il faut tout rebâtir, tout reconstruire.

Dans le cas d'une femme violette, elle aura juste à faire un deuil d'amour et repartir à zéro, mais dans le cas de la femme rose et dépendante tout est à rétablir.

Alors, c'est pourquoi il faut bâtir son monde avant de bâtir celui d'un homme surtout quand il n'y a pas d'amour, ou un mariage commun sinon on risque de se retrouver dos au mur avec des enfants, seule à élever et à éduquer. C'est souvent difficile de se remettre avec un autre homme, difficile pour tous (l'homme, la femme, les enfants), de recommencer une vie de famille. Il faut que ça soit naturel.

La femme mère seule, est plus forte qu'on le pense, elle se met à réfléchir, penser pour elle, son enfant, pour la relation avec l'enfant et le père, elle doit travailler, elle doit relever les défis de la vie au quotidien, elle doit apporter amour, joie et un environnement paisible pour son enfant, elle doit être responsable, présente de et pour cet enfant, c'est son devoir.

La femme mère seule mérite des ovations car sous cette carapace de mère elle est sensible et peut même se retrouver toute seule chez elle, une nuit, face à elle-même et pleurer en se posant beaucoup de questions. Mais forte elle se relève chaque matin et se dit le meilleur est à venir, je n'abandonne rien, malgré les humiliations, les peines, les douleurs et les déceptions.

Certains hommes peuvent abuser de cette faiblesse car elle sort d'une relation ou elle a pour habitude d'être en couple et elle a besoin de son binôme et d'attentions, de soutien pour l'enfant en ce sens-là, certains hommes viendront juste flatter, flirter et profiter de sa faiblesse et s'en aller.

Cela peut créer un déséquilibre dans son organisation momentanément.

Une jeune femme travailleuse appelée Dior, battante, courageuse, dynamique et joviale rencontre un jeune homme, qui feignait d'être bientôt sans tanières, n'ayant pas sa famille pour le soutenir et ses amis juste en spectateurs de cette situation. Cette femme ayant de l'empathie décide de l'accueillir chez elle. Il était parfait pour elle et même trop et ça elle s'en doutait mais elle l'aimait et appréciait sa compagnie. Commence â être amoureuse, prête à concevoir un enfant.

Lui voyant aussi ses amis devenir pères, ne s'est pas opposé à cette idée de fonder une famille.

Il se plaignait toujours de ses problèmes et elle était toujours présente pour lui, elle trouvait des solutions aux problèmes. Elle répondait aux besoins financièrement, physiquement et mentalement ainsi qu'à créer une entreprise. Mais lui se servait d'elle administrativement et cherchait toujours ses intérêts.

Ils ont eu un enfant, un bonheur pour cette femme qui croyait que c'était partagé mais là, ce n'était plus le cas pour lui.

Tout commençait à dérailler, l'homme commençait à montrer ses infidélités, il ne fait plus semblant, manque de respect et pousse cette femme à partir et le laisser avec tous les biens obtenus et tout ce qu'ils ont pu construire ensemble. Les maisons, les voitures achetées, les différentes entreprises créées. En somme, la sueur pour les deux mais le beurre pour lui.

Elle n'a pas pu, se construire elle-même avant tout et par malheur, elle n'a eu aucunes reconnaissances.

Les problèmes s'amplifiaient, et rien ne s'améliorait malgré tout. Ils se séparent. Elle déménage et part avec son fils, il s'est donné tous les moyens afin qu'elle quitte l'entreprise, elle se retrouvait avec ses problèmes et un enfant à gérer seule.

Cette femme à tout donner pour cet homme elle s'est même oublier pour cet homme mais cet homme, profitait juste de cette femme au départ ambitieuse pour devenir ce qu'il est aujourd'hui. Le profit au dépend d'une autre tandis qu'elle, doit tout reprendre à zéro.

Elle a fait des rencontres qui n'ont abouti à rien. Les hommes viennent juste pour profiter jusqu'à ce qu'elle s'en aperçoit où qu'ils partent.

Sachez que plusieurs femmes vivent cette histoire mais différemment.

Femme, sache que quand tu sors d'une rupture amoureuse la vie t'offrira une nouvelle chance de faire et d'avoir mieux. Alors comporte toi bien et ta priorité c'est ton enfant, tes enfants et toi. Le reste viendra avec le temps. Cette femme verte, comme je vous l'ai dit ne cherchera pas de l'argent chez un homme, mais un homme qui pourra l'apprécier à sa juste valeur aussi son enfant ou ses enfants. Donc elle doit être plus attentive.

La femme au foyer, je les surnomme : les jaunes. La couleur jaune symbolise, la chaleur, la gaieté une femme au foyer doit toujours mettre la joie et rendre chaleureux son foyer, elle doit voir et prendre les choses du bon côté, trouver du bon même dans la négativité, elle doit innover, elle doit savoir prendre soin de tout ce qui englobe son foyer car c'est la reine de la maison. C'est la femme d'intérieur. Elle doit savoir apaiser les membres de son foyer.

Mais la femme au foyer peut être une menteuse, une traître et trompeuse. Elles sont avant tout des femmes, donc elles peuvent aussi tromper par insatisfaction financière, sexuelle ou affectueuse. Elle retrouvera son foyer sans culpabilité. L'homme trompe mais la femme aussi c'est bien le faire.

Mesdames, c'est de là que je vous parle de tabous. Un sujet à débattre. On se le cache mais c'est une réalité. Est-ce parce qu'elles sont dans un foyer qu'elles sont forcément heureuses ? non. Mais la sagesse souhaiterait qu'elles soient discrètes sur leurs infidélités. Elle ne mélange pas tout, le plaisir c'est le plaisir, insatisfaite elle ira se satisfaire ailleurs mais n'abandonnera pas son foyer (la valeur sûre), elle n'a pas assez de matériel, elle cherchera un homme pour satisfaire ce plan matériel, mais son foyer, c'est son foyer. Elle s'est faire la part des choses et discrètement.

Dans un couple, la passion, le feu s'éteint peu à peu face à diverses situations et la femme peut être prise dans un filet par un homme qui éveillera tous ses sens, qui la conduira à l'infidélité.

La femme choisit par son homme est son trésor, est sa fierté, sa muse, sa joie et le fait d'apprendre qu'elle le trompe, cela sera difficile pour lui de pardonner mais la femme comme je disais au début à la force et la capacité de pardonner oui, mais pensez-vous que le foyer regagnera en harmonie ? la femme pardonne oui mais les choses pourront être différentes.

Par ailleurs, la femme au foyer, est vu comme fainéante car on se dit qu'elle ne fait rien mais savez-vous que la femme au foyer fait beaucoup dans sa maison. C'est son foyer sa raison de vivre, car pour elle quand les éléments de son foyer se portent bien, elle aussi se sent bien. Cela ne veut pas dire qu'elle ne prend pas soin d'elle ou n'est pas sexy.

Elles dépendent de leurs hommes la plupart du temps qui souhaitent qu'elles ne travaillent pas pour pouvoir prendre soin des enfants.

De nos jours, n'est-il pas imprudent de rester au foyer sans assurance ou sécurité financière ? Que deviendra cette femme si le malheur arrive.

Elle se retrouvera bredouille, pour cela il faut qu'elle soit maline et pragmatique. Ne nous voilons pas la face à se dire qu'elle est matérialiste ou fainéante, non et non. Logique qu'elle pense aussi à elle en assurant ses arrières et l'avenir des enfants.

Perle est jeune, belle et intellectuelle. Elle fait la rencontre d'un Homme d'âge mature qui tombe sous son charme un homme politique, riche et populaire. Il lui donnait tout ce qu'elle désirait, or, argent, bijoux et d'autres cadeaux.

Au début, ils travaillaient ensemble mais il décide de faire d'elle sa femme mais à certaines conditions et pratiques car Monsieur avait des pratiques occultes, scientifiques, spirituelles.

Voyant, tout ce qu'il possédait, elle ne résistait pas.

La condition était de ne pas avoir d'enfant. Alors elle accepta et ce fut le cas. Entre temps, elle voyageait, elle avait tout ce qu'elle voulait, elle ne manquait de rien, servantes à domicile, voiture, chauffeur, gouvernante, fleuriste, des constructions étalées géographiquement mais pas à son nom. Les magasins, la vie de luxe, le confort sauf un enfant et elle ne pensait pas à assurer son avenir en cas de déséquilibre car pour elle ce Monsieur était indomptable et avec lui c'était le pouvoir à l'infini.

Elle commençait à se sentir malheureuse et seule de ne pas avoir d'enfant alors, elle pleurait nuit et jour et demandait à son mari de tout faire pour avoir au moins un enfant. Car elle était la seule femme de son entourage à ne pas en avoir. Les questions sur ce sujet commençaient à peser et elle ne savait plus quoi répondre.

Le Monsieur en avait assez, acceptait difficilement, fait le nécessaire et certains sacrifices pour que cela arrive. Ils eurent une fille, heureuse elle était à nouveau. Quand la fille grandit, elle redemanda un autre enfant mais le Monsieur lui redonna les bases de leur union ainsi que les conditions donc sa nouvelle requête était inconcevable. Une fille c'est déjà énorme. Sachant ce que cela a coûté.

Alors, elle n'avait pas le choix et restait confuse, frustrer dans sa tristesse. Elle ne pouvait pas le quitter.

Par ailleurs, elle n'était pas satisfaite sexuellement et en affection malgré tout cet argent en sa possession. Elle retombait dans les bras d'un jeune, qui financièrement était instable. Elle achetait et faisait tout pour lui et le côté affection et le plan charnel étaient comblés. Cette relation ne fut pas longue car cet homme était là que pour de l'argent. Etant plus jeune qu'elle, il entretenait une jeune femme avec l'argent de Perle.

Quand elle l'a su, il a disparu de sa vie et elle continua dans son foyer avec sa fille et son mari quasiment absent. Le Monsieur, l'homme influent quelques années plus tard environ 15 ans, décida de mettre fin à la relation d'avec Perle et se remit avec une autre femme plus jeune et fraîche.

Pendant tout ce temps, Perle n'a aucuns revenus, ni investissements car elle avait tout son espoir en un homme riche qui lui a juste fait perdre son temps.

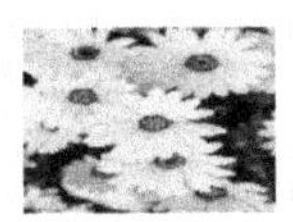

Une maison a été donnée à sa fille et le monsieur continue de prendre soin d'elles.

Perle avait maintes possibilités, la seule chose était l'interdiction de concevoir un bébé. Même là, elle eut la chance d'en avoir. Donc qu'est ce qui a manqué à Perle pour pouvoir avoir une meilleure vie ?

Nous ne jugeons pas, mais mettez-vous dans la peau de cette femme et dites dans les cases ci-dessous, ce que vous ressentez et ce que vous auriez fait à sa place ?

MES RESSENTIS	**CE QUE J'AURAI FAIS A SA PLACE**

VI.   LA FEMME A SON HOMME
(Orange)

C'est la dérive de la femme au foyer, c'est la maîtresse, c'est la rivale, c'est la femme à plusieurs hommes, c'est souvent par dépit ou souvent par choix.

L'orange symbolise l'énergie, la vitalité, car il en faut pour tenir cette cadence. Pour gérer aussi les émotions, accepter des paroles ou des actes déplacés.

Cette catégorie de femme ne choisit pas souvent car elles peuvent se retrouver face à un homme qui leurs mentent et manipulent au début et finalement, elles se retrouvent dans cette situation, amoureuses et au pied du mur souvent même avec des enfants. C'est un choix difficile.

On ne juge pas les femmes orange car certaines femmes n'ont pas choisi d'être dans cette catégorie-là.

Elle est aussi aimée mais différemment, elle apporte de la stimulation de l'action à son homme, elle apporte une autre source différente de la femme au foyer. On dit souvent d'elle, la deuxième femme, le deuxième précieux trouvé, souvent plus belle que la première qu'on a déjà épousée.

<u>Selon vous ?</u>

La femme orange par dépit : Comment peut-on se retrouver maîtresse, rivale sans le vouloir ? Comment réagir quand on l'apprend ?

La femme orange par choix : Comment peut-on se retrouver maîtresse, rivale par choix ? Quelle sont les raisons qui poussent à le vouloir ?

Une femme appelée Chanel rencontre un homme. Ils se fréquentaient, l'amour s'installe et un jour étant chez lui, il lui dit regarde dans mon porte-monnaie prend de l'argent va faire des courses pour faire à manger.

Et là, elle découvre une bague de mariage, quand elle demande à l'homme, c'est quoi cette bague, il lui répond par mégarde, l'air occupé, c'est mon alliance.

Stupéfaite, aucun mot ne sortit de sa bouche, elle prend l'argent fait les courses, fait à manger et rentre chez elle. Déçue, elle se dit comment je n'ai rien constaté ? il est si jeune vingt ans, il est si présent, si attentionné, mais comment ? Alors elle se dit je l'apprécie, je suis attachée mais je me retire.

Une semaine s'écoulait, elle ne donnait plus de nouvelles. La deuxième semaine elle reçue une demande d'invitation de la part du jeune homme pour discuter.

Pendant la discussion, il réussissait à la manipuler en lui faisant croire que ce mariage était nul et qu'il a été simplement utilisé et influencé magiquement à des fins personnelles comme avoir des avantages sur ses acquisitions, mais ce qu'il veut réellement c'est d'être avec Chanel, se redonner une nouvelle chance.

Elle décidait d'accepter naïvement et de repartir à nouveau, croyant l'aider mais elle s'est rendu compte finalement que cet homme, était toujours marié. Elle était juste la deuxième, la stimulante.

De plus, il sortait avec une amie à Chanel, qui savait l'existence de leur relation, cette dernière n'était aucunement gênée de savoir qu'il était avec Chanel. Elle a juste fait le choix de sortir avec lui ; Ce pourquoi ? Le matériel, le plaisir, les voyages…

A vous de décider même si cela n'est pas facile. Rester et accepter, abandonner cette relation et repartir de bon pied. Tout dépend de comment vous vous ressentez, comment vous acceptez la situation.

Les femmes orange peuvent être avec des hommes possessifs, qui souhaitent avoir plusieurs femmes mais que ces dernières restent qu'à lui. JALOUX POSSESSIFS et même peut les vouloir laides pour ne pas attirer les regards.

Mais tout est question de choix, on ne juge surtout pas. Certaines ont choisi cette catégorie volontairement et d'autres par tromperie, sachez que tout bascule, vous pouvez passer au jaune ou rester orange. Le plus important, c'est d'être heureuse et respectée.

Certains hommes ont le savoir-faire, ils savent donner de leurs temps, de leurs attentions, du respect à chaque femme, qu'elle ne se sentira pas femme orange.

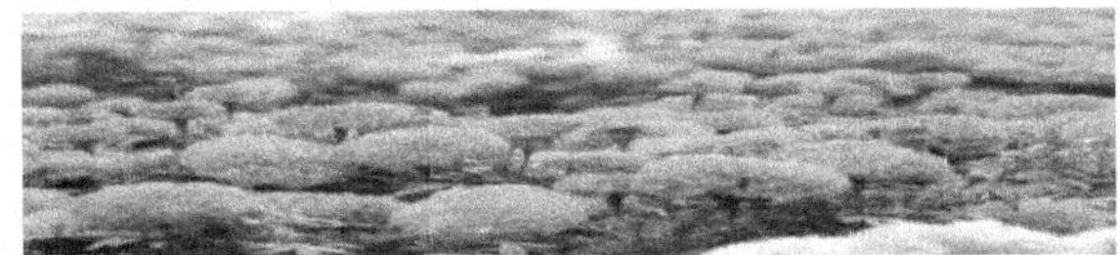

VII.   LA FEMME LUXURE (Dorée)

La femme luxure, la femme envieuse parfois, la femme jalouse, je la surnomme la dorée.

La couleur dorée qui symbolise la luxure, la cupidité, la puissance.

Cette catégorie de femme aime le luxe. On peut aimer le luxe, les bonnes choses mais ne pas faire de ça une vie. Quand tu nais d'une famille riche, tu peux te permettre le prestige. Mais quand tu viens d'une famille infortunée, alors tu peux te retrouver à envier, à jalouser, et même t'adonner à des actes indécents pour pouvoir combler ce désir-là. De vouloir, des vêtements de marques, des téléphones de dernières technologies, des sacs couteux.

C'est pourquoi il faut apprécier ce que l'on a et être reconnaissant de ce que la vie nous donne. Aussi, donner le meilleur de nous pour avoir le meilleur.

Une femme luxure sera à porter de tout homme car un homme se dira si je veux avoir cette femme je dois me donner un genre, je dois lui donner ce qu'elle veut. Il assouvira tes désirs pour assouvir les siens et sans plus.

Il y' a des hommes qui étudient le comportement, qui savent ce dont chaque femme a besoin, ils s'en servent et s'adaptent. Un homme ne se ruinera pas tout une vie pour combler ces caprices de luxe. Une femme est une complémentarité pour l'homme.

La dorée veut toujours prouver,

Le luxe ne fait pas la classe

Le luxe ne fait pas le style

Le luxe ne fait pas le charisme

Le luxe ne fait pas la beauté

Le luxe ne fait pas l'élégance

Le luxe ne fait pas la Femme

On trouvera une femme bien vêtue avec des vêtements de marchés qu'une femme habillée en LOUIS VUITTON, qui ne saura pas les mettre en valeur.

La valeur de la femme ne se remet pas qu'aux marques, au luxe mais son intérieur et sa vertu.

Une vraie femme qui connait sa valeur ne s'attarde pas sur le luxe. Ce n'est qu'un détail ou un accessoire comme un autre. Le luxe perd sa valeur, le luxe se perd, le luxe se fond mais une femme de valeur malgré les situations de la vie ne se perd pas mais se transforme et devient forte malgré les traversées de la vie.

Une jeune femme nommée Fray indépendante, intelligente, charismatique et belle elle ne manquait de rien. Elle dépensait, se faisait plaisir à elle et son entourage, les voyages, les cadeaux, les sacs de marques, les chaussures, les bijoux et elle était vraiment accrocher à ce luxe sans raison valable et elle aimait ça. Au fur et à mesure, les années sont passés et tout commençait à se dissiper. Elle commençait à perdre cette vie, sa beauté, son charisme, son Energie vitale, et même son amour propre.

Elle se remettait en question, remettait tout en question, son parcours, sa vie, ses relations ne fonctionnaient plus également.

Comment moi stable et un peu riche sur un ton humoristique, suis-je arrivée à une vie médiocre ? Elle ne pouvait qu'admirer ses sacs de loin, ses vêtements qu'elle n'arrivait plus à mettre car elle avait pris du poids.

Elle a carrément tout perdu et s'est perdue elle-même, elle a eu un suivi personnel et lors d'une sortie dans un parc proche de mon habitation, à quelques lieux, j'ai fait sa rencontre et nous avions longuement discuté et gardé contact.

Les semaines passées, je l'avais appelé et elle était en pleine transformation. Dans nos discussions, je constatais que Madame avait pris conscience de sa valeur, de sa personnalité et pour elle le luxe n'est plus important à sa vie. La sagesse s'acquière avec le temps et les expériences de la vie.

Si j'ai les moyens oui, je peux me faire plaisir mais il ne faut pas se mettre dans des situations inconfortables qui nous ferons regretter.

Un sage a dit un jour : Femme instruis toi, étudie, travaille et soit indépendante afin d'éviter un pouvoir totalement extrême ou une soumission forcée face à un homme.

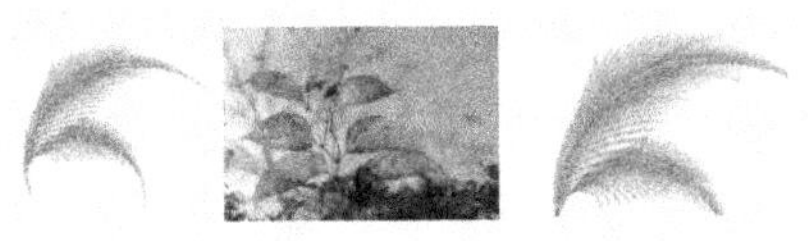

VIII. LA FEMME SAINTE NI TOUCHE
(Blanc)

Catégorie 1 : blanc pur

La femme parfaite, les trois fois saintes, les trinités, je les surnomme les blanches, le blanc est synonyme de pureté, de douceur, fraîcheur, les religieuses, elles sont innocentes et veulent rester vierges jusqu'au mariage. Elles ont des traits de caractères comme le respect familial (suivre les volontés des parents). Se marier avec une personne rangée, de la même religion, comme on peut le dire, les oiseaux du même plumage volent ensemble. La blanche, est dans les normes, elle est sans faille, la femme à marier avec des valeurs. On la retrouve partout, elle juge facilement le choix des autres car elles se dit que cela n'arrive qu'aux autres. Une femme blanche se dit : moi, je ne serai jamais aucune autre couleur et même la catégorie jaune, la fidélité sera au rendez-vous. La femme blanche vous avez compris en gros, c'est la femme vertueuse.

Qui n'a souvent pas de vécus. 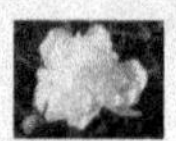

La femme blanc cassé, c'est une image, un semblant, se donner un genre, mais mesdames nous savons que certaines femmes aiment se faire passer pour les saintes mais en réalité elles craignent le jugement, car elles n'ont pas envie de se faire juger de leurs actes, elles mènent leurs vies et savent que ce monde est tranchant et évolutif. Elles veulent suivre cette mode, tout connaître, tout faire sans rien assumer mais que penseront les parents, l'entourage, les amis ? Alors elle préfère le silence secret. Une forme de sagesse ?

En gros, blanche au public et cassée en privée. Celle-là même que quand tu vois tu te dis qu'elle est timide, trop réservée, avec qui on ne pourra rien faire de sympathique mais au fond, elle cache bien son jeu.

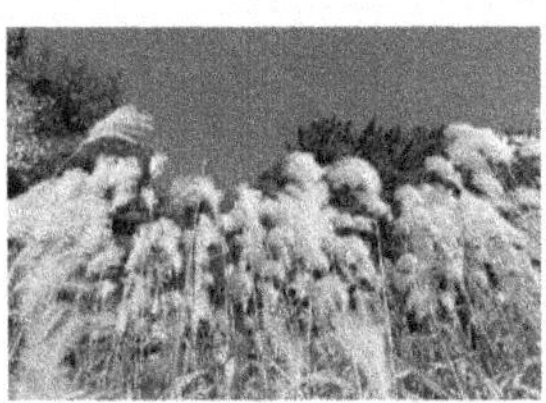

Laquelle êtes-vous et préférez-vous ?

IX.   LA FEMME POLYVALENTE (Noir)

La femme polyvalente touche à toutes les catégories de femme. Je les surnomme les noires ? couleur originale, couleur principale. Elles sont symboles de Haute gamme, de mystère, d'élégance mais trop rigoureuse qu'elles peuvent se retrouver triste. Trop dure envers elle-même, attend beaucoup trop d'elle et d'autres personnes.

La femme polyvalente est mélange de femme travailleuse, séduisante, croyante, amoureuse, luxueuse et la femme d'un homme ou au foyer.

Ce sont des femmes douées, mystérieuses et fortes. Capable de déplacer une tour, une montagne quand elles le veulent.

Les femmes polyvalentes, je les aime, elles savent s'y prendre à chaque occasion. Plusieurs casquettes :

-mode Soirée je me fais belle élégante

-mode amoureux : je me fais séduisante

-mode travail : je m'habille professionnel

-mode sorties hobbies : je m'habille zen et détendue

Elle est tout terrain même quand il faut charbonner, travailler dur elle met la main à la pâte, elle ne craint pas de se salir les doigts car au moment opportun elle saura les nettoyer en conséquence.

Elle débouche sur tous types de métiers.

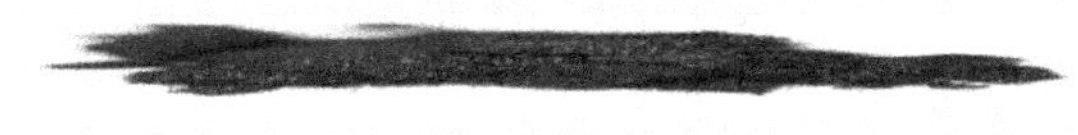

X.   LA FEMME GARCON (Bleu)

La femme garçon est fraîche, elle aime s'occuper d'un homme et ce même financièrement comme si c'était ça son moteur, il faut le faire, elle doit le faire à tout prix. Par ailleurs, travailler ne l'effraie pas, cela lui est égale car affronter la vie dure ou douce ne la dérange pas.

Elle se laisse aller par son orgueil, son égo, sa fierté de se dire indépendante qu'elle accepte difficilement l'aide, le soutien d'un homme. Elle se dit capable de tout et avoir les capacités d'un homme mais l'homme doit avoir sa place. Elle peut même accepter qu'un homme ne travaille pas.

Elle oublie souvent que c'est elle la femme, c'est elle qui doit être surprise et non l'inverse, c'est elle qui doit être honorée et non l'inverse, c'est elle qui doit être élevée au rang de reine par un homme et non l'inverse.

C'est l'homme qui part chercher la femme et la ramène chez lui en lui donnant un minimum de confort et non l'inverse. Femme si tu es dans cette catégorie, sache que ce n'est pas mauvais mais tu te laisseras toujours avoir par un jeune garçon qui ne connaît même pas la valeur de la femme.

Tu t'épuiseras en vain en voulant donner, fournir mais en retour tu n'auras souvent rien car tout le monde n'a pas envie de donner mais de profiter. Alors profite de ta vie, de ton énergie en te faisant du bien et en te souciant de ta propre personne avant et non celui de ton partenaire, car lui peut-être se soucie du bien-être d'une femme noire, rose, violette, blanche ou brune.

Et si cela est trop compliqué pour toi, sache reconnaître un vrai homme avec qui tu partageras cette valeur au moins c'est réciproque et tout le monde est content.

N'oublions pas que la charité bien ordonnée commence par soi-même.

Il faut souvent se faire violence aussi.

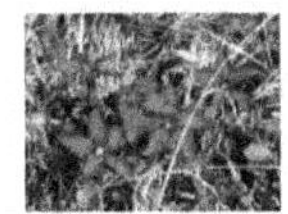

XI. LA FEMME ELECTRIQUE METALLIQUE (Argenté)

La FAME, est La douceur et le moteur de l'homme. La femme grise, le gris, l'argenté pourquoi parce qu'elle est tout et comme l'étoile de son partenaire. Elle a du pouvoir mais reste humble. C'est le moteur de l'homme, celle-là qui te fait tourner la tête à vouloir te poser, telle une femme **respectée**, c'est elle qu'on a envie d'honorer mais on sait que ce n'est pas n'importe qu'elle femme. Elle qui a ce don-là de prendre un homme et le faire gravir les échelons. Elle mérite d'être honorée. Si elle a un homme bon et reconnaissant à ses côtés c'est la « perfection » car elle s'est pousser un homme à se faire, se construire. Elle a cette capacité de reconnaitre un produit brut, le travailler et lui donner une valeur que d'autres femmes ne reconnaîtront pas. L'homme est certes un bonus, mais l'homme à sa place malgré son statut, son rang social. Elle connaît sa valeur et elle est tellement confiante qu'elle se dit même avec un homme d'une classe populaire s'il est bien, honnête, sincère et aimant je pourrai donner afin de le motiver et gravir jusqu'au sommet. En gros la femme chanceuse.

Mesdames, sachez que nul n'est parfait, alors vous avez cette capacité mais méfiez-vous du produit brut que vous soulèveriez. Tout ce qui brille n'est pas de l'or ? Toute pierre n'est pas précieuse et rare en d'autres termes les apparences sont trompeuses.

Certains hommes ne reconnaîtront pas forcément les efforts de cette dernière alors Faites attention. C'est vrai qu'on ne contrôle pas certaines choses mais assurez vos arrières.

Tu es un homme qui n'arrive en rien en tout ce que tu fais, tu rencontres alors une femme et c'est celle-là même qui te mettra de la lumière en tout, qui chamboulera ta vie positivement. Des relations en plus.

XII.   LA FEMME NATURELLE (Brune)

La femme brune assimilée à la terre, au bois à la chaleur et au confort.

Par ailleurs, aussi un empreint de douceur ce qui rappelle l'aspect naturel.

La femme brune est naturelle, sans artifices, propre mais sans trop d'artifices.

La femme naturelle ne cherche pas à plaire mais à se plaire d'abord.

La brune a conscience de sa valeur et sait que c'est la beauté intérieure qui retient. Vrai que le conditionnement attire, mais attire tout et n'importe quoi, alors celui qui sera attiré par son extérieur naturel sera tout simplement séduit par son intérieur.

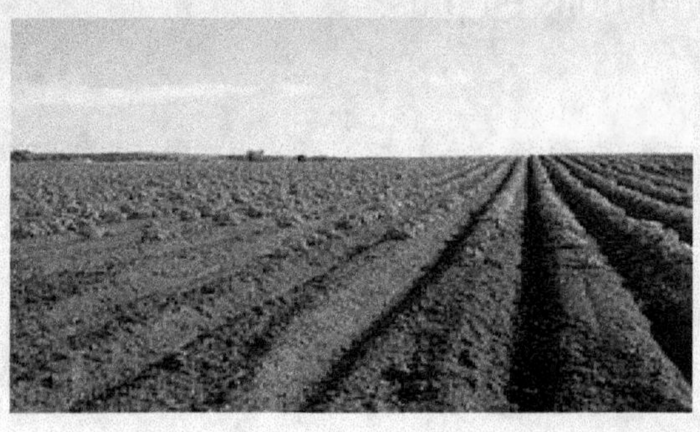

Les goûts et les couleurs ne se trompent pas.

Trois colonnes pour t'étudier et te connaître. Tes qualités, tes défauts, tes ambitions.

Evalue toi !

Après avoir évalué tes DAQ's, fais-toi un plan pour :

Mettre en valeurs tes Qualités.

Utiliser tes Défauts de façon positive.

Mettre en marche tes Ambitions : Qui regarde longuement le ciel, finira par goûter la pluie. Oser ses projets.

Un défaut peut cacher une qualité. Par exemple, nous avons peut-être la qualité du leader mais la timidité fait que nous n'arrivons pas à activer le mode leadership. Dans ce cas, travaillez votre timidité, osez, affirmez-vous et vous verrez que l'on vous suivra. N'ayez crainte, défendez vos opinions.

Vous aurez toujours des personnes pour vous contredire et souvent juste pour voir votre état d'esprit et si vous êtes fermes. Sinon, pourquoi vous suivra-t-on ?

Les vrais leaders n'osent pas mais sont bourrés de talents, talents qui meurent et périls par manque de convictions, par manque de confiance.

La propreté est un atout basique, alors soyez propre et authentique dans tout ce que vous faites.

<u>Tableau de Valeurs</u>

<u>QUALITES</u>	<u>DEFAUTS</u>	<u>AMBITIONS</u>

FEMME de QUALITE

Femme tu auras toujours des rencontres mais saches te comporter et te faire valoir. Tu rencontres un homme, vous apprenez à vous connaître, ne pars pas vite en besogne, prends le temps qu'il te faut. On ne se presse pas car s'il est réellement intéressé, il patientera. Quand tu veux passer ou franchir une étape, un cap fais le pour toi et non pour celle que tu as en face, pas dans l'oppression. Quand tu te sens prête que tu veux faire les choses, il faut adopter le comportement de la femme de Qualité.

> ➢ *Qu'est-ce que la femme de Qualité ? et comment être une femme de Qualité ?*

Vous savez mesdames, bien avant, les hommes aussi nous allons les catégoriser et savoir qui garder ou pas.

- Les Homme ludique, le compétiteur : ceux qui veulent juste s'amuser

Mais avec du savoir on peut retenir un et le sortir de ses habitudes car il y'a aussi de bons hommes dans les ludiques après une déception, ils deviennent ainsi.

- Les Hommes de Qualité : les plus recherchés ils ont la maîtrise et savent jouer alors mesdames rehausser le niveau sinon vous ne pourrez pas tenir les rennes.

- Les hommes à materner : toujours chez maman, toujours maman qui a le dernier mot dans sa vie. Comment faire pour trouver une place entre la mère et le fils sans faire défaut : une affaire très délicate.

- Les Hommes compte-gouttes : ceux qui dépendent des femmes et qui ne comptent que sur leurs engins pour peut-être entretenir une autre, prenons le vécu de la femme Jaune.

- Les chics romantiques : prêts à tout, amoureux et fidèle oui les hommes de fidélité, ça existe mesdames. Il faut juste le trouver.

Nous ce qu'on recherche ici c'est l'homme De Qualité, chic et romantique, celui pour qui on peut se battre car c'est fertile, il en vaut la chandelle. Toutes les relations ne sont pas bonnes à mener, certaines nous épuiseront en vain. Tout est question de mentale, de confiance et de certitude.

Donc on se dit : je vais me battre car je sais que je gagnerai, c'est amplement possible, la victoire est assurée. Vous décidez de quand attaquer, au moment opportun. On attend l'opportunité mais faut savoir s'adapter car la vie nous réserve des surprises même quand tout est organisé. Mais le plus important est de savoir si la relation est de niveau, si nous avons plus de quatre-vingt en pourcentage de chance de gagner, autrement ne pas s'épuiser en vain.

Un homme qui cherche une femme n'est pas stupide, il y'a certaines catégories qui eux, cherchent que le sexe mais il y'a une autre catégorie d'hommes qui ont subi dans le passé une mauvaise relation et sont devenus très compliqués.

Ils sauront prêcher le faux pour avoir le vrai, savoir qui vous êtes, comment vous êtes, votre profond intérieur, votre personnalité. On a toutes un caractère, une personnalité, peu importe comment elle est donc celui qui vous dit que vous n'avez pas de personnalité n'a pas de savoir.

Alors soyez vous-même.

On peut rencontrer un homme lambda, qui se présentera peut-être comme chômeur mais en réalité est riche. Il cherchera sa femme sur certaines bases et verra si vous êtes fiable. Si vous vous limitez qu'à de l'argent il conclura que vous êtes juste là que pour de l'argent.

Mais attention, ne pas confondre solliciter et trop demander. Il y a des exceptions et n'attendez toujours pas de recevoir. C'est ça aussi une femme de Qualité.

Une femme nommée LISA a rencontré un homme, cet homme lui disait au début, j'aime les femmes douces avec du caractère alors elle commençait à se fondre dans cette masse de femmes douces mais elle oubliait le côté caractère mais je vous ai dit une femme à forcément son caractère il faut l'assumer sinon qui êtes-vous finalement ? comment l'on vous reconnaît ? On ne vous demande pas de cacher votre caractère ou suivre celui d'un autre sinon vous vous perdrez en chemin. Voici le premier piège de l'homme. Alors elle se faisait marcher dessus car trop douce en oubliant elle-même sa personnalité. Et il s'en lassait. Et un jour ils passaient la nuit ensemble, elle prit soin de lui en activant son côté douceur toute la nuit. Le lendemain à son réveil il continuait à se comporter comme un homme sans valeur comme ce qu'elle dégageait elle-même et ce que faisait LISA d'ailleurs. Alors elle s'est dit mais attend je fais ce qu'il me demande pour être avec lui mais qu'est ce qui ne va pas ? Donc Aujourd'hui, pas de petit déjeuner pour lui comme un roi car il ne me traite même pas comme une reine. Et tant pis pour ce qui adviendra.

Elle lui proposa le petit déjeuner en douceur pour le narguer et il répondit positivement alors elle entra dans la cuisine elle fit un beau plateau avec des toast confit d'abricot, œuf au plat avec un jaune mi cuit coulant comme il aime, un bon jus d'orange pressée sans oublier sa boisson chaude.

Elle laisse la porte de la chambre entre ouverte et se met à son aperçu pour voir ces actes. Monsieur sort de la chambre admirer tout ça sans dire mot. .

Il en avait envie mais habituez aux services de LISA qu'il était impossible pour lui d'aller se faire quelque chose de lui-même. Il teste.

Sachant qu'ils avaient passés le week-end dernier chez lui où elle avait cuisiné, nettoyé pour lui.

Elle reposa sa question : veux-tu un petit déjeuner ? et il répondit : ah c'est à moi ce plateau ?! ok et il voulut prendre le chocolat chaud.

LISA : non, c'est à moi mais tu peux aller t'en faire en cuisine.

L'HOMME : Ah non ça va. Je vais bientôt rentrer toute façon

LISA : OK

Elle continua à déguster son petit déjeuner et il prit son verre et il se servit du jus.

Il regarde LISA car il était surpris de sa réaction. Content mais pas trop

Il s'approche d'elle lui fait un bisou et partent pour le travail.

Cet homme est là mais rempli de mystères, sa manière de fonctionner, ses conversations, ses approches et ses réflexions, on ne sait pas ce qu'il veut. Il a plusieurs facettes.

Souhaite-t-il une relation sans en avoir réellement et ne pas être contrôlé et être libre ou est-il vraiment un Player avec un grain de fatalité ? ou est-ce un pervers narcissique ?

Sachez une chose tout ça n'était qu'un test pour elle pour savoir véritablement qui elle est elle-même.

Cet homme avait une manière de se comporter qu'elle n'avait jamais connu. Lui, après sa dernière relation s'est donné un style, de comment séduire, être et connaître une femme.

LISA décida de faire la sourde, l'aveugle, la muette et l'observer, l'analyser pendant un moment pour savoir comment se comporter à nouveau.

Elle décela chez lui ces divers points :

1- Rencontres

Il se connait tellement ainsi que ses limites, qu'il est capable de faire des interdits qui, ne font pas partir de ses valeurs pour savoir qui il a en face de lui dans les détails. et ou est capable d'aller avec sa partenaire. En cela, il élimine au fur et à mesure ses partenaires. La meilleure aura le trophée c'est-à-dire, lui.

2- Séduction et Manipulation

Il te rend accro, il te montre de quoi il est capable, ce qu'il peut te donner, et faire, sans te les donner ou les faire à fond juste en passant. Il se comporte comme s'il était en couple avec toi sans l'être en te disant qu'on apprend à se connaître. Et tu te retrouves souvent dans l'incapacité. Tu ne peux rien, tu ne contrôles rien, car c'est lui qui tient tout. Il connaît la femme, il s'est ce dont une femme, chaque femme a besoin, il n'a pas froid aux yeux et s'adapte à chaque situation, chaque terrain.

Ses actes, ses paroles sont à prendre avec réflexion. L'amour n'existait plus pour lui, tout était question de jeux. Il prenait malin plaisir à jouer. Il regroupe toutes les catégories d'hommes citées plus haut.

Sachez que même un jeune de dix-huit ans peut avoir cette mentalité.

3- Ses Faiblesses

La nourriture, le sexe, le sport, l'hygiène mais par-dessus tout, une femme avec le caractère doux et une bonne touche féminine en gros la Femme De Qualité avec un corps délicieux.

Il faisait mal, mais tellement ancrée à son jeu, qu'il ne réalisait pas qu'il détruisait la personne en face. En même temps, attachant, doux et manipulateur qu'on n'arrive pas à s'en défaire. Du coup, il te consume. Il te pénètre.

Si vous êtes à la merci d'un homme, il vous prendra pour son pigeon et vous plumera alors soyez vous-même. C'est comme ça que vous aurez le bon. Si ça plaît il restera sinon au revoir et la vie continue. Si vous jouez un rôle et qu'il aime ce rôle, pourriez-vous maintenir ce rôle s'il y'a vie de couple ?

Alors c'est comme ça que LISA décida d'être elle-même car malgré tout ce qu'elle pouvait apporter il n'y avait aucun changement.

La femme de Qualité, c'est celle-là même qui ne dépend pas d'un homme, indépendante peu importe sa situation, qui ne s'accroche pas à lui malgré ses jeux et sa manipulation car à force il en abuse et ne la regarde plus. Il se servira d'elle juste pour ses besoins et ses services. Pour cet homme il lui faut une femme tout en un, dit –t-on que l'homme est un véritable insatisfait, de ce qu'elle constatait était, un homme avec une faim de loup, insatiable.

Soyez une femme De Qualité, une femme irrésistible, une femme libre, une femme qui a trouvé sa voie et celle qui sera l'enchanteresse de son homme, qui sera la boss de son boss.

Une femme de Qualité est avant tout un style BIC.

Elle s'est se comporter, elle créée une attirance naturelle avec ses manières, son look et son physique elle est attirante mais reste inaccessible et énigmatique elle contrôle la situation si elle accepte ou pas une proposition. Avenante.

La conversation permet de se démarquer les unes des autres, Ayez de la culture, soyez intéressantes, drôles car la beauté ne fait pas tout.

La femme de Qualité est positive

La trinité l'esprit, l'âme et le corps doivent être en harmonie

La fragilité a sa valeur, la brutalité a sa place

La vie est comme du beurre doux ou demi-sel

La vie est comme le temps, le soleil ou la lune

Donc adaptez-vous mesdames et rehausser le niveau si vous êtes en face d'un homme de Qualité.

LISA avait mal, elle souffrait, elle était perdue car cet homme ne répondait jamais à ces questions, un Homme joueur accompli qu'il faut juste séduire.

Elle n'était pas une Femme De Qualité et ça il le savait. Pourquoi reste-t-il, s'il n'est pas satisfait ? Voit-il d'autres femmes ? Qui est -il vraiment ?

Toutes ces questions en boucle dans sa tête sans réponses. le prince est -il à la recherche de sa Cendrillon ? Elle était misérable et ne savait plus quoi faire.

Brisée, comme un verre, ne serait-ce qu'un tapotement pour être en miette !

L'amour affaiblit

L'amour Fortifie

L'amour positif

L'amour négatif

La vie est belle, simple et délicate comme une plume qui vacille dans la rue,

Telle une Femme se déhanchant au son du Cha Cha Cha !

En vérité, Nous nous inquiétons du lendemain, mais il ne faut pas !

Vis ta Vie !

Soit Amour, car

L'amour est fort,

L'amour est plein de bonté !

L'amour est patient et pardonne tout !

L'amour surpasse toutes les forces,

Toutes réalisations sans amour = 0

LISA décide de reprendre tout à zéro, de se forger, de se donner les moyens car elle conclut que ça vaut le coup de se battre et de rehausser le niveau. Elle était convaincue d'être à la hauteur.

Essai 1 : RESTER AMI

LISA propose une amitié dans la simplicité à TYSON, Qui accepte. Leur relation se déroule comme d'habitude sans changement et là LISA ne supporte plus, car lui reste serein et elle perd le contrôle des sentiments. Elle essaie de le séduire en se disant que ça sera plus facile et que les choses se feront simplement.

Mais non, Il ne sortait pas de sa zone de confort malgré ses efforts mis en avant. Faut savoir que TYSON sait ce qu'il veut, ce qu'il attend de LISA.

Alors elle décide de ne plus rien faire, de se rétracter car elle perd espoir.

Entre temps, elle se remettait en question, choses bien car cela permet d'évaluer ses propres points positifs et négatifs et savoir ce qu'il faut corriger ou pas.

elle conclut qu'elle n'était pas parfaite mais qu'est-ce qu'il fait lui pour avancer les choses ? rien

Donc Madame en retrait va adopter une autre stratégie. Mais, TYSON ayant marre de toutes ces ruptures décida de la bloquer sur les réseaux sociaux. Elle revient à la charge pour au moins garder le lien et rebondir.

C'est là qu'on se dit une femme amoureuse est capable de tout. Elle se dit en restant une amie cela resserrera les liens, et peut-être qu'il succombera à son charme.

Faire des actes d'amour comme si elle était en couple par exemple : des dîners au chandelles, des câlins, des disponibilités qu'elle ne doit pas offrir. Entre temps, TYSON lui, ne compris plus la situation. Ami ou Petit ami ? Lui ce qu'il veut et répète c'est d'avoir une amitié avec des moments sensuels et profiter sans se prendre la tête. Mais il perd un peu le contrôle dans son jeu de temps à autre.

Mais TYSON était capable de s'emporter, s'énerver quand LISA lui disait qu'elle voyait quelqu'un.

Amoureuse, Naïve et déterminée. Qu'est-ce qu'elle remarque chez cet homme, qu'a-t-il de plus ? Un Apollon !

En tout cas, cet essai, cette tactique ne fonctionne pas. Alors elle se dit sûrement : il ne m'aime pas et il est un joueur qui aime son jeu et il continuera. Ils se disputent à nouveau et ne se parlent plus car remontée de savoir qu'il ne fait aucun effort. Elle reste dans sa bulle, malgré plusieurs appels de lui en masqué. LISA l'a bloqué, elle a vu qu'il a supprimé des applications après l'avoir aussi dit qu'elle ne veut plus de cette relation.

En réflexion, en obsession, elle se demande :

1- Continuer le jeu, son jeu, espérant relever le défi
2- Continuer au risque d'y laisser sa peau
3- Continuer en apprenant à jouer son jeu et dominer
4- Arrêter simplement cette relation

A ce stade, elle a des informations mais ignore toujours qui il est vraiment, à se demander même s'il existe réellement.

Elle choisit l'option une, jouer en étant De Qualité. Elle commence à suivre et prendre plaisir à jouer ses rôles farfelus.

Un soir elle l'invita dans un lieu s'amuser, danser. En la raccompagnant chez elle. Elle demande a faire un détour dans un lieu insolite où, ils s'embrassaient longtemps et suite à cela elle prit un taxi et rentre seule chez elle. Il est resté bouche bée.

Lisa a eu un passé déplaisant, où elle devenait méconnaissable. Une amoureuse, une femme amoureuse qui a détruit ses anciennes relations. Elle s'est posée un jour et elle s'est dit, Je change dorénavant. Et elle a rencontré Tyson lui aussi avec son vécu et très déçu des femmes. Il attend plus de Lisa, il a des sentiments forts mais ne les dévoiles pas d'avance.

Elle, de son côté refait les mêmes erreurs du passé avec les hommes. Jusqu'à ce qu'elle se rend compte de qui elle est réellement. Prise de conscience.

Ce soir-là tout a basculé.

Essai 2 : FEMME DE QUALITÉ ORDINAIRE

Elle décide de changer ses règles, voir les choses autrement et peut-être que les choses changeront.

<u>Astuces</u> :

Elle s'est donnée du temps.

1. Entretenir son physique, son mental et bien-être
2. Aiguiser son savoir- être, et son savoir-faire (être sexy, sensuelle et classe dans chacun de ses mouvements et de ses paroles) si cela peut aider cherche une actrice, une artiste et imprègne-toi de son personnage, ses manières, ses mimiques, sa façon de parler, par exemple, sans trop forcer que tout soit naturel avec un brin de ta personne, en incluant un comportement chic.
3. Et être Focus sur elle et ses projets sans pour autant l'oublier.

LISA ne ferme pas ses portes malgré tout à d'autres prétendants, peut-être qu'elle oubliera cet Homme si Mystérieux qu'elle a connu. Donc elle rencontra des hommes, des hommes et des hommes mais rien à faire. Toujours TYSON en tête, personne pour égaler sa personne, elle l'avait dans la peau et je pense qu'il a eu le couteau le plus aiguisé pour piquer au cœur.

Il répondait à ses attentes sans y répondre vu qu'il n'était pas impliqué, Sexuellement c'était l'extase, des découvertes et des surprises. Elle semblait amatrice comme si elle était pucelle.

Elle continuait son sport, et son développement personnel et se dit peut-être qu'un jour, ils se reverront et pourront reprendre tout à zéro avec toutes ses armes.

Cependant, le mois de décembre approche, le froid arrive à petit pas, les nuits deviennent froides, le brouillard s'installe peu à peu. Comment vous dire que l'hiver vient.

Et vous savez ce froid qui te gèle en te faisant penser à une destination tropicale, au bord d'une plage avec un coucher de soleil flamboyant. Le temps passe, les jours passent et toujours pas de nouvelles. Sa chaleur, son odeur, sa présence sont sollicitées.

Les fêtes approchent, le chagrin se fait de plus en plus ressentir. Plus de nouvelles, plus d'appels, ni de messages depuis des mois. C'est toujours dur pour elle. Elle a profité de ces absences pour se métamorphoser, physiquement, mentalement, moralement, avec une petite valise de culture générale tout en étant drôle.

C'est la période de Noël, toujours pas de nouvelles de TYSON, et là LISA, désespère, vu qu'elle ne répondait plus aux appels et aux messages depuis la nuit dernière. Comment je pourrai reprendre tout à zéro avec lui ? dois-je répondre? Est-ce que cela en vaut toujours la chandelle ? Il est sûrement passé à autre chose. Devrais-je laisser les choses ainsi. Après de longues semaines passées il ne faut rien espérer.

Elle n'avait plus son contact. Un soir TYSON l'appelle :

- TYSON : Allo c'est TYSON
- LISA : Elle fait un silence et elle répond euh… Ok
- TYSON : Comment ça va ?
- LISA : Bien
- TYSON : Bonne fête
- LISA : Merci toi aussi
- TYSON : je voulais prendre de tes nouvelles et savoir quand est ce qu'on peut se revoir ?
- LISA : elle sourit et se ressaisit fermement, je ne sais pas ce sont les fêtes et j'ai prévu des choses
- TYSON : OK

- LISA : Alors je te dirai
- TYSON : OK
- LISA : C'est ton numéro ?
- TYSON : Oui
- LISA : OK
- TYSON : OK
- LISA : OK
- TYSON : Bonne fête
- LISA : Tu m'as déjà souhaité mais merci et bonne soirée.
- TYSON : On s'écrit
- LISA : OK, Au revoir
- TYSON : Au revoir

LISA tout heureuse, se dit je dois tout mettre en œuvre pour le séduire réellement et s'il n'y a pas d'efforts de sa part j'arrête tout pour de bon.

La femme rouge est devenue forte, de Qualité et sexy.

Les deux s'écrivent, régulièrement mais avec plus d'attention de la part de TYSON, elle n'en croyait pas ses yeux, des émoticônes ici, des noms de caresse là : il la surnomme : chocolat, et elle le surnomme sucre.

LISA était en famille pour préparer le réveillon de noël : la décoration, le repas, les cadeaux qui devaient être disposés et aussi faire les dernières courses.

Elle était plus heureuse de se savoir en contact à nouveau avec TYSON. Sa famille n'en revenait pas de sa joie, son énergie.

Le réveillon de noël, toute la famille, se réunissait autour de la table pour partager un délicieux repas, tout en discutant et en rigolant. Des jeux de société, des jeux éducatifs pour nous occuper.

Les enfants se sont endormis devant un film de noël en espérant voir le père noël déposer les cadeaux. Nous profitons de l'occasion pour placer les cadeaux sous le sapin avant le réveil des enfants.

Entre temps, elle attendait un coup de fil ou un mini message de son Sucre ce soir-là, mais rien.

Le lendemain, les enfants se réveillent, souriants et impatients de découvrir leurs cadeaux. Sans se brosser les dents, sans prendre le petit déjeuner, ni rien ils se précipitaient tout droit vers le sapin, voir si le père noël est passé cette nuit-là. Ils déchirent, ouvrent les emballages comme des petits loups affamés. Chacun découvre le cadeau qui lui est destiné et tous sont contents.

Après le repas, Ils se disent au revoir, et rentrent. Lisa quant à elle était un peu triste et boudeuse de ne pas avoir reçu un message de Tyson.

Elle aurait pu le faire, mais fatiguée de toujours faire le premier pas, elle aurait voulu que les choses se fassent autrement.

En rentrant, elle découvrait dans sa boîte aux lettres, une carte postale, en lui souhaitant Joyeux noël.

Souriante à nouveau, elle court vers son téléphone, lui écrire un message : Bonjour Mon Sucre, j'ai bien reçu ta carte, très jolie Joyeux noël Bisous.

Emue, elle se demande s'il est là pour un autre jeu ou est-il sincère ? Elle ne faisait même pas d'efforts énormes, il était attentionné, doux, et tout ce qu'une femme attend d'un homme.

Les jours passèrent et ça devenait intense love. Pourquoi cet homme si dur est devenu si doux ?

Aujourd'hui, c'est le jour des amoureux, le quatorze février, va-t-il la faire rêver ?

LISA le matin du saint valentin, elle reçoit chez elle, des fleurs, des chocolats, un nounours, une belle robe noire et une lingerie fine avec un mot accompagnant le tout :

Pour toi Mon Chocolat d'Amour, désolé d'avoir perdu tout ce temps à vouloir me mettre avec toi, alors laisse-moi polir le diamant brut que tu es tout en te donnant de la valeur et de l'amour! Je t'aime mon Chocolat, Ton sucre...

A son arrivée, elle trouve deux billets d'avion pour l'Italie le pays de l'amour, pour un Week-end, et le message qui dit : prépare ton week-end, car ça va décoller.

En Amont, ils s'écrivaient, s'appelaient et elle qui n'avait que prévu un diner romantique chez elle avec une décoration flamboyante. Alors, il arrive chez elle, un parfum cigare qui l'accueille, il est bien vêtu, élégant, raffiné et délicieux. Il lui dit : ce soir pas chez toi, ni chez moi, mais ailleurs.

Mets -moi la robe que tu as reçue et n'oublie pas les lingeries s'il te plaît. Elle n'avait jamais connu d'homme pareil, stupéfaite, bouche bée, elle rentre dans sa chambre se maquille, enfile sa robe, ses chaussures, son sac et c'est parti.

Où allons-nous ? se demande-t-elle intérieurement toute excitée.

Quand il la voit sortir de sa chambre, dans sa Robe noire sexy élégante et belle, A mi genou épousant ses formes, des talons noires dorées et un mini sac noir. Elle le rendait encore plus fou. Et il se dit, sa c'est mon chocolat ; ce soir j'ai prévu des petites surprises pour toi.

En route pour le restaurant, un roof top, vitré, une restauration gastronomique dans la capitale avec une belle vue sur la tour Eiffel. Elle profita de ce moment, pour sortir le cadeau acheté pour lui, une montre qu'il voulait tant avoir : une montre connectée, dernière technologie.). Il était très heureux car il ne s'y attendait pas. Des bisous par-ci, des embrassades par-là. Après le restaurant, il se sont fait une soirée cinéma, dans un salon privé ou le film a fini en beauté, Lisa était toute moite où il faisait des câlins, magiques qui emmenaient LISA à frémir. Fin de la séance, il avait réservé une suite pas loin du cinéma où ils, terminaient leur soirée.

La suite avec une vue lumineuse sur la capitale, décorée de l'entrée jusqu'au lit en passant par la salle de bain constituée d'une baignoire SPA. Des pétales de fleurs rouge, des ballons, des peignoirs customisés, très romantique, il y'en avait de partout, des bougies qui illuminaient les quelques coins et recoins de la suite, cette senteur douce, légère et envoutante qui te laisse savourer ce moment en t'entrainant dans les voix de la tendresse et de l'extase. Cette musique voluptueuse, chaleureuse et romantique qui te laisse sans connotation. Cette soirée était pour elle, une première.

Des mots d'amour partout sur les miroirs, des chocolats, des fraises, des bananes, des myrtilles, des framboises, du champagne pour l'occasion.

Pendant qu'ils profitaient du SPA, TYSON demandait au service d'étage de monter le diner en chambre.

Cette nuit fut intense, vous savez l'essence intense d'un parfum ? Eh oui, c'était plus que le sommet de cette intensité. Laissez votre sensualité faire.

Le lendemain, il la dépose chez elle très tôt le matin pour le travail et lui continue directement aussi au travail.

Elle était en ce moment-là, la femme la plus heureuse, comblée des terriens. En plus, un voyage pour ce week-end, quitter vendredi soir, faire samedi et dimanche et rentrer lundi matin à Paris. La patience est un chemin d'or ? A ce que je vois, oui ! Criait-elle de joie !

L'Italie, précisément à Florence, une ville magnifique, ou l'on peut redorer le tourisme. TYSON, est un homme, un gentleman, un homme qui sait en mettre plein la vue, et ce week-end-là sera ROSé. Une boule de plaisir, d'amour en explosion, des fous rires dans les rues de Venise, découvertes gastronomiques de l'Italie…. Un moment exquis.

Le lundi, aussitôt arrivés qu'ils reprenaient leurs travails respectifs. Les messages, les appels, les photos, les rigolades étaient au rendez-vous. Pendant un mois encore tout était ROSé, jusqu'à ce qu'un soir la femme de TYSON débarque chez LISA avec un gros ventre de femme enceinte.

La femme de TYSON : Bonjour

LISA : Bonjour

La femme de TYSON : Excusez-moi du dérangement tardif, je m'appelle Charlotte et si vous pouvez dire à TYSON de sortir que sa femme l'attend.

« LISA habite dans une maison et Charlotte a suivi son mari pour savoir où il allait tard tous les soirs. Que va-t-elle faire ? ignorant cette

situation très dangereuse Avouez et l'appeler ? ou nier ?

Entre déception, mensonge et amour elle était abattue.

La patience est toujours un chemin d'or ? se demande-t –elle ? »

LISA : TYSON ? De qui vous parlez, et d'ailleurs il se fait tard, vous ne pouvez pas vous présenter en journée vu votre état ?

Charlotte : Je suis venue le chercher et je sais qu'il est là, je l'ai même entendu.

LISA : Vous vous êtes sûrement trompée madame, Bonne soirée

LISA, ferme sa porte rapidement, réouvre et observe Charlotte s'éloigner et elle sort de chez elle, repérer sa voiture en cachette et douceur. Elle ré-rentra chez elle et fit comme si de rien était. Déboussolée, elle était, elle se disait même que c'était juste un rêve, un cauchemar. Où est passé la femme de Qualité ? Qu'est-ce qu'elle a raté ? qui est-il ? à QUOI Joue-t-il ? l'amour n'est pas un jeu.

Entre temps, Monsieur TYSON qui ne se doutait de rien était au salon pied sur pied devant son match de foot.

Si c'est vrai, j'imagine qu'il a dû mentir à la pauvre dame, qu'il allait regarder un match de foot avec ses amis ? Elle ne disait rien à TYSON, Elle rentra dans la chambre en le câlinant comme d'habitude et alla s'endormir. Elle ne savait pas s'il fallait aborder le sujet, ne plus le voir, ou faire comme si de rien était et continuer dans la danse ?

C'était plus fort qu'elle car ce n'est pas une simple copine mais sa femme a-t-elle dit.

Elle organise un soir, un diner C7, chandelle, champagne, carotte, couscous, cerise, elle demanda à faire cartes sur table avec Monsieur questions réponses, jeux de sincérité, Certitude où elle profitera de poser la question de t'es-tu déjà marié ? as-tu déjà eu un enfant ? Il lui répondait à chaque question non et non et ce, droit dans les yeux. Alors elle demandait à arrêter le jeu car elle ne se sentait pas bien.

Alors milles et une questions défilaient dans sa tête. Qui est -il ? Alors LISA se mit à effectuer ses recherches en activant son mode Dinguerie.

Elle pose une semaine de vacances, elle loue une voiture pour son déplacement, achète une perruque, et des vêtements sobres. Elle créée des comptes faux des réseaux et un nouveau numéro pour le suivre.

Elle lui dit qu'elle est en vacances chez sa famille dans le sud. Elle prend de ses nouvelles chaque jour, ce qu'il fait, où il est ? Pour pouvoir effectuer ses déplacements. Le matin, elle part devant chez lui et attend qu'il sorte de chez lui et le suit. Et cela pendant 1 semaine. Il ne soupçonne rien, ne pouvant pas espérer cela de son chocolat.

Elle utilisait des photos passées, les publier pour faire croire son mensonge à TYSON.

Elle était déjà allée chez lui mais est-ce vraiment chez lui ? Vu qu'elle a même un double des clés. Alors il allait au travail 3 fois dans la semaine à sa descente il part dans une ville proche de sa ville mais elle ne sait pas pourquoi il part là-bas. Elle se rendit une fois pendant qu'il était à son travail. Elle allait sonner et se faisait passer pour un commercial avec un colis. Elle a pris soin d'acheter un cadeau pour le faire passer en un cadeau publicité. Elle sonna, se présenta et donna le colis.

Et là, elle voit la dame, Charlotte enceinte, avec un garçon qui jouait. Elle fait une enquête de satisfaction juste pour avoir de informations.

Enquête Satisfaction Clients
Nom du conjoint :
Nom ex conjoint :
Marié
Célibataire
Divorcé
Séparé
Enfant(s) : 2
Marques préférées
Bijoux/Maquillage ou vernis :
Etes-vous satisfait(e) de nos produits ?

Elle constate que TYSON est en période de divorce ou de séparation avec une femme où il a eu deux enfants.

Waouh, un soulagement, mais ça reste quand même un mensonge et un poids.

Est-ce qu'il a d'autres femmes ? Est-ce qu'il Côtoie d'autres femmes en son absence inventée ? Que s'est-il passé pour qu'il se sépare de sa femme ? des questions et des questions.

Fin de semaine, vacances terminées, ils se retrouvent enfin. Il passe chez elle, passer la soirée comme d'habitude, et là elle décide de tout faire pour fouiller son téléphone, sachant qu'elle l'avait déjà à son insu mais qu'elle ne fouillait pas. Mais là les choses se compliquent. Il faut qu'elle sache, sinon, où va-t-elle malgré ces belles surprises sans lendemain.

Pendant que Monsieur dormait, elle se faufilait tout doucement près de son téléphone et déverrouille son téléphone. Fouille ses réseaux sociaux, ces appels, messages et autres. Elle a avait mal. Eh oui Madame ne pouvait pas pleurer vu qu'il était tard mais le lendemain matin, elle se réveille plutôt que lui et sortit se balader en laissant un mot.

Laisse ma clé dans la boite aux lettres et on se revoit quand je rentre car j'ai une urgence. On s'explique plus tard.

Qu'a-t-elle vu ?

Monsieur TYSON est juste un Don TYSON, qui collectionne les femmes, certaines pour le plaisir, pour le regard, les sorties sans attachements, des coups d'un soir, celle qu'on flatte juste pour avoir ce qu'on veut, les inaccessibles…pour son égo. Chaque discussion lui donnait un indice de ce qu'il avait et ce qu'elle représentait pour lui.

Les questions qui lui sont venues en tête sont : Qui suis-je pour lui ? Qui est cette femme à ma porte ? ne dois-je pas tout oublier, faire comme si de rien était ? Voir cela comme un cauchemar ? se protège-t-il au moins ?

Elle décide après cette découverte d'apprendre à le connaître davantage, en creusant plus car cet homme était tellement imprévisible qu'il ne laissait aucunes réponses aux questions tout était si vague qu'il fallait tout réunir pour construire ce puzzle.

En second, elle voulait aussi se défier et défier TYSON secrètement comme quoi elle avait cette capacité ou autrement elle était capable de gagner cette partie, son cœur.

Usant des qualités de la femme de Qualité : glamour, sensuelle, mystérieuse, charmante. Le style, l'Attitude et la personnalité. Allumer le désire de TYSON, le regard, les mots, les gestes. Être là, sans être là, faire languir, jouer, laisser deviner qu'elle peut être la personne qui pourra tout apporter. Le grand atout de la séductrice est de laisser croire à la réalisation des rêves les plus fous et inavouables, Confiance surtout.

Le week-end écoulé, elle décide d'appeler TYSON pour avoir une discussion assez sérieuse et sincère autrement dit, faire carte sur table.

Elle prit le temps de faire à manger, dresser une belle table pour la soirée, ainsi qu'enfiler une belle robe.

19h45 TYSON sonne, elle ouvre la porte et l'installe avec des cocktails et amuses bouches pendant ce temps, elle réchauffe le dîner. Embarrassée du fait de se dire soit je me tais, je continue et j'accepte cette relation qui s'est améliorée malgré tout ou soit je lui dis tout et on arrête là. S'il n'admet rien. J'improviserai en qualité.

TYSON : Que fais-tu ? tu veux de l'aide ?

LISA : Non ça va merci, on passe bientôt à table

TYSON : Ok

LISA : Alors ça été ta journée ?

TYSON : Oui

LISA : On peut passer à table

TYSON : OK

Il essaie de faire un câlin à LISA mais elle n'est pas réceptive. Il commençait à se poser des questions ? Pourquoi est-elle sur la défensive ? Ce n'est pas bon signe là.

Les deux s'installèrent à table et commencèrent à manger, la discussion était relaxe sur l'entrée jusqu'au plat principal où elle décida de commencer son questionnaire.

LISA : Si j'ai demandé à te voir, c'est pour évoquer un sujet qui me chamboule depuis peu, c'est vrai qu'on se connaît depuis un certain moment mais je souhaite clarifier notre relation qui me semble incohérente et vague.

Notre départ n'a pas été simple, ensuite tu t'es racheté, tu as fourni des efforts et j'en suis reconnaissante car en ce moment tu me donne de la joie. Mais je ne sais pas si tu es sincère ? si tu mènes une double vie? et ce que tu comptes faire avec moi ? Peux-tu me parler un peu de ton passé (as-tu des enfants, un enfant, une femme, une ex-femme), ton présent (as-tu des femmes, une femme, des enfants) enfin, tu sais ce que je veux savoir alors je t'écoute vraiment.

TYSON : Tu veux la vérité ?

LISA : Oui

TYSON : Ecoute Chocolat on ne va pas se prendre la tête on se voit, on n'est bien ensemble c'est l'essentiel. Si tu veux savoir tu es mon essence à moi, tu es celle-là qui m'a changé et qui surpasse tout autre ta place dans mon cœur tu l'as. Du reste, je ne saurai te dire mais laisse-moi du temps arranger certaines choses et on verra pour la suite enfin le futur.

Pendant qu'il parlait, elle ressassait tout ce qu'elle avait découvert. Et se dit, qu'il y' a quand même du vrai dans ses propos, et se reposait les mêmes questions : dois-je lui dire ? Mais qui sont ces nombreuses femmes ? et cette femme enceinte ? non, je ne peux pas le garder pour moi ; il faut qu'il sache. Elle est quand même venue chez moi.

TYSON : C'est bon je réponds à tes questions ?

LISA : C'est bien beau tout ça mais je ne peux plus continuer à te voir, ta femme est passée chez moi après notre voyage, enceinte en plus. Tu penses que je dois comprendre quoi en tout ça ?

TYSON : MA FEMME ? Mais je n'ai pas de femme bébé.

LISA : Alors qui c'était ?

TYSON restait sans voix pendant un bon moment, son verre à la main, la tête baissée et se dit profondément faut que je lui dise tout ? Qu'elle est cette femme qui me contredit ? Pourquoi suis-je attachée ? Pourquoi ? Donc là je risque de la perdre ? Sérieux ? Pourquoi ? Non je ne peux pas le lui dire, mais je l'aime merde. Que dois-je faire ?

Il pose son verre, lève la tête, la regarde droit dans les yeux, il se lève et se dit écoute moi très bien. Je n'ai pas pour habitude de me justifier car je vis selon mes désirs, j'ai reçu beaucoup de trahisons dans ma vie surtout avec des femmes particulièrement, celle que tu appelles ma femme et qui est enceinte aujourd'hui et pas de moi, nous avons vécu ensemble elle et moi et aujourd'hui j'ai un enfant avec elle. C'est la seule chose qui nous lie. J'ai de nombreuses conquêtes oui, j'en suis devenu accro à la suite de cette déception. Ne me demande pas pourquoi, c'est ainsi et c'est comme ça. Tu en étais une jusqu'à ce que la vie décide autrement et que mon cœur et ma tête ne veulent pas t'oublier. Donc si tu souhaites qu'on arrête tout aujourd'hui, cela me fera absolument mal mais si tu souhaites continuer avec moi et tu penses que je mérite une autre chance s'il te plaît accorde moi du temps, laisse-moi me débarrasser de tout ce que j'ai autour de moi et je serai à toi.

LISA : TYSON c'est trop ce que tu me demande, rien ne m'affirme une union vraie, qu'est-ce qui me prouve que tu seras mien ?

TYSON s'avance tout doucement l'enlace, l'embrasse, la déshabille tout doucement en la dirigeant dans la chambre, la soulève et la pose tout doucement sur le lit, se joint à elle et tous les deux font de l'amour, un délice jusqu'à fondre de plaisir.

A son réveil, elle était confuse, amoureuse, elle se dit en boucle :

Non, je ne peux pas, Mais si je peux.

Non, je ne peux pas, Mais si je peux.

Non, je ne peux pas, Mais si je peux.

Non, je ne peux pas, Mais si je peux.

Non, je ne peux pas, Mais si je peux.

 Et s'il me mentait depuis le début ?

Femme de Qualité ? Femme rouge ? quelle couleur est en ce moment LISA ? qu'aurais fait une femme de Qualité ? Entre ce qu'elle entend de son ex ou de sa femme ? de ce qu'elle constate quand elle est avec lui, se trouve une grande différence. La question de la confiance se pose ? dois-je rester avec lui et patienter que les choses se fassent ?

Alors elle décide de continuer sans lui et si l'avenir décide de les unir cela se fera. Elle a aussi une vie qu'elle doit entretenir et maintenir.

Chacun d'eux se laissèrent le temps de réfléchir surtout TYSON, le temps de se ranger et d'être prêt à réellement se consacrer à Lisa.

Ils patientent jusqu'à épuisement et certitude qu'ils sont bien destinés à être ensemble pour finir.

Femme, tu es surement naturelle, polyvalente, mère seule, mère au foyer et toutes autres catégories, mais femme sache qu'entre quatre murs tu n'es plus de ces catégories. Là tu dois être la lionne, la tigresse, de ton homme.

La forme ne fait pas la sexualité, Les sous-vêtements ne font pas la sexualité. Ce qui la fait c'est ta confiance en soi, avec cet atout, tu peux déplacer la tour de ton homme. Si tu as honte et tu n'as pas confiance, comment souhaites-tu réaliser des fantasmes ?

Ne te pose pas de questions, fais-le, il aime avoir du plaisir fais-le mais dans le respect, il aime les préliminaires langoureux fais-le, il aime te voir habiller de manière provoquante fais-le, il préfère une position alors donne sa position. Mais domine-le aussi, prend ton taureau, ton Bélier, prend le, par les cornes, séduis-le, charme-le. Aime ton corps, désire le, car femme tu es belle et une créature divine. Et que tout cela soit dans le respect dans le consentement sans manipulation.

Si ton homme t'a courtisé, c'est qu'il s'est dit qu'elle me plaît minima et qu'elle a du potentiel alors brille, émoustille-toi et utilise ta force tranquille.

Trouvez ce qui plaît à votre homme et envoutez-le avec votre **point S** : il aime les pieds doux alors donnez-vous des pieds doux, il aime la cuisine, alors nourrissez-le de divers repas, Il aime la femme coquine alors soyez coquine et coquette pour votre homme sinon une autre le fera à votre place et faites le souvent à deux.

Le corps d'une femme est un délice, et ce peu importe la corpulence. Les goûts diffèrent d'un homme à un autre. Soyez-vous-même et à l'aise avec votre corps.

Principes :

- Femme avant toutes choses apprend à te connaître toi-même, et j'espère que tu as trouvé ta catégorie de couleur.

- Savoir ce que tu veux tes qualités, tes défauts jusqu'à utiliser tes défauts comme un charme et une arme.

- Femme bats-toi, tu es l'être numéro deux après l'homme mais sache que tu as une force inébranlable en toi, découvre là.

- Sache que l'homme a besoin d'une femme et c'est pourquoi je dis l'homme tire ses ressources de la nature. Alors sois de nature bonne et de bonne nature.

- Quand une femme connaît son potentiel, sa valeur et sa qualité rien ne peut l'arrêter. Elle devient forte par son caractère. N'oublie pas que tu es dense comme la forêt, ferme telle la savane, tu es le jardin floral et dans toute cette nature se trouve les ressources de l'homme. Alors il doit t'arroser pour qu'il puisse toujours avoir un beau jardin une belle pelouse, et aussi de quoi se nourrir car il y a de tout dans la nature. Ainsi tu illumineras sa vie.

- Ne te laisse pas détourner de tes chemins, de tes ambitions, ne te laisse pas influencer. Relève tes défis en te donnant les moyens.

L'homme a le devoir de prendre soin de sa femme mais pour cela il faut savoir également se comporter car retenez bien ceci : un Homme reconnaît une Femme qui a de la valeur même si elle-même l'ignore.

- Connaître tes limites ce que tu acceptes ou pas ce que tu peux tolérer ou pas cela déterminera le choix de ton partenaire ainsi que la qualité de tes relations.

A. LES CLES

La femme doit avoir certains points clés infaillibles pour avoir la maîtrise.

- ➢ DES ONDES POSITIVES : Penser positivement car c'est de là que tout se crée. C'est le pouvoir de la pensée et de la parole.

➤ DES PRINCIPES : Ne pas coucher le premier soir par exemple ou attendre après le dixième rencard. Une spiritualité à partager. Mais cela ne décidera en rien d'une relation.

➤ LA CONFIANCE EN SOI : Tant que tu décides ce que tu fais tu as le contrôle.

➤ LA PATIENCE, L'AMOUR : La patience est le recours dans certains choix de vie compliqué qui permette que la nature fasse les choses souvent surnommé le Karma, l'univers dans le cas de LISA ET TYSON, le destin.

➤ LA SINCERITE, EGOISME : La sincérité permet de toujours se faire face L'égoïste est souvent péjoratif, mal vu mais la Femme amoureuse se perd en perdant peu à peu son égoïsme.

➢ **LA COMMUNICATION, LA COMPREHENSION** : Communiquer avec compréhension.

➢ **LE RESPECT, l'HARMONIE** : Le respect épouse l'harmonie

La sagesse, l'intelligence, le discernement, l'ambition, la foi et la beauté qui sont des grâces importantes.

La plus grande qualité, c'est l'amour, c'est la clé infaillible. On a de l'amour, on bâtit tout ce qu'on souhaite dans la bienfaisance.

Apprendre à connaître les autres, c'est important aussi. Connaître une personne est bien, se connaître soi-même est sage.

Nos traits font de nous des humains et notre personnalité.

Quand on connait ses défauts et qu'on les aperçoit chez la personne en face, on tombe facilement dans la compréhension à travers ses faits et gestes et paroles car nous avons vécu ou comprenons la personne.

Quand on connaît une personne et son caractère on saura faire face à chaque situation, actes ou paroles de cette personne.

Des règles instaurées pour ne pas sauter les étapes sont importantes.

Lorsque vous rencontrez un homme, qui vous plaît, analysez-le, apprenez à le connaître, ensuite vous saurez intérieurement, s'il vous correspond, si ça match, si vous pouviez le supporter et l'accepter malgré ses caprices, ses humeurs, malgré tout, si vous pourrez cheminer ensemble. Cela peut prendre du temps. On décide de garder une personne qu'on aime avec ses qualités et ses défauts (comportement, stabilité, finances, hygiène, classe sociale..).

Les étapes pour savoir où vous en êtes dans une relation :

- ✓ *DESTINATION*
- ✓ *RESEAU*
- ✓ *ENTRE DEUX*
- ✓ *LIAISON*
- ✓ *BADINER*
- ✓ *GAGE*
- ✓ *COLLEGUES*
- ✓ *MANIFESTE TOI*

- ✓ *L'EPROUVEE AUTHENTIQUE*
- ✓ *L'ABSOLU*
- ✓ *MARIAGE*

➢ *DESTINATION*

C'est la rencontre, le canal de rencontre, physique, virtuel, ou par le biais d'autrui, le repérage, Le coup d'œil.

➢ *RESEAU*

Technique d'approche, compliment, les échanges, le virtuel.

➢ *ENTRE DEUX*

L'Invitation : appartement, Café, jardin selon les circonstances de tout un chacun.

➢ *LIAISON*

On se fréquente, on s'invite, on apprend à se connaître, sans plus ni prise de tête, savoir si on a envie de pousser loin dans les câlins et autres ou même cela se fera instinctivement.

➢ *BADINER*

Amitié ++, les préliminaires, les câlins, passer à l'acte si vous le souhaitez. Sans prise de tête

➢ *GAGE*

La relation prend un autre sens, *un peu plus sérieuse qui mènera à sortir de temps en temps naturellement, partager de réelles sorties, des découvertes ensemble, des voyages,*
J'appelle ça un gage tout se joue ? Tu as les cartes pendant un moment où tu dois emmener ton homme, à vouloir faire de toi sa copine définitive. Mais attention il faut qu'il mette du sien, de la bonne volonté, sans manipulation. Qu'il découvre une autre facette de toi qui l'émoustillera et le stimulera à vouloir continuer cette danse. C'est pourquoi il ne faut pas tout déballer au début, jouer toutes ses cartes, surtout que rien n'est encore stable de son côté et également de votre côté.
Soyez toujours créatives mesdames, changez, diversifiez (la décoration, les nuisettes, les lingeries, la cuisine, les positions, les endroits, les surprises …). Ne vous forcez pas cela doit être nature, ne vous épuisez pas si vous constatez que votre homme en question ne le mérite pas.
On doit séduire un homme certes, mais à

certaines conditions surtout quand vous sentez qu'auprès de lui vous êtes en sécurité, respectée, chouchoutée, aimée et appréciée à votre juste valeur.

➢ *COLLEGUE*

Si vous êtes à là, c'est que le gage a été respecté donc vous êtes maintenant copain copine, go et gars, chérie et chéri. Vous vous dites ok c'est lui, je l'ai choisi, il m'a choisi. On n'est pas forcément obligé de se le dire, mais dans les paroles, les regards, le comportement, tu vois, tu comprends que vous en êtes à ce stade.

➢ *MANIFESTE TOI*

Il décide de vous présenter à son entourage, ses amis, au peuple, on avoue et confirme que vous êtes sa chérie, il parle de vous à ses proches. Oui, c'est LUI, oui, c'est ELLE finalement. On parle famille. Vous avez même droit à un petit surnom, un nom de caresse : casse-noisette, noisette, Lapine, lapin, chouchoute, louloutte.

➢ *L'EPROUVEE AUTHENTIQUE*

On inclut maintenant la famille, invitation chez la famille. Il y'a des belles-familles simplissimes, et d'autres compliquées qui aiment s'immiscer dans la vie de couple de leurs enfants. Mais si vous avez un homme qui s'est géré, et assez mature, il trouvera le moyen de palier les discordes. Cela va de pair avec tout l'entourage. Si toutefois, cela enfreigne votre relation, votre couple et que vous n'êtes pas capable de surmonter tout cela ensemble vous ne pourrez pas être en paix dans votre relation, qui risquera de s'effondrer. Et ce, même si vous vous aimez. Si ça passe, c'est que ça devient très sérieux. Nous sommes donc au,

➤ *L'ABSOLU*

ELLE, vous savez c'est jusqu'à la fin, donc jusqu'au Mariage si vous le souhaitez, sinon concubinage.
Le mariage est optionnel mais reste quand même une étape intéressante. Un bon mariage est une sécurité.

➤ *MARIAGE*

Le mariage, n'est pas un engagement à la légère, c'est un choix qu'on fait mais surtout avec des ambitions, des projets, et des visions communes.

Il y' a de l'amour certes, mais sur le temps, l'amour peut s'effriter. Le mariage est une sorte de business, où l'on mise souvent et ne souhaite pas sortir perdant. Sachez également que les hommes aussi calcules, ne veulent pas s'engager avec une personne qui n'apportera pas de plus-value dans sa vie. Quand je parle de plus, je ne parle pas d'argent mais de soutien moral, je parle d'idées.

Par exemple, vous êtes d'une famille infortunée, et vous l'êtes vous-même, vous avez la chance, l'opportunité de tomber sur un homme travailleur, qui gagne bien sa vie, mais qui cherche une femme avec qui évoluer et avoir des projets et les concrétiser.

Là, il vous dit, chérie, j'ai une somme colossale, je souhaite te onfier une partie ou qu'est-ce que tu me conseilles de faire avec ? Une femme sans ambitions, sans sagesse, immature encore dépensera cet argent dans des futilités, des plaisirs de la vie (achats de mèches, produits de beauté et shopping.) sans penser à réaliser du solide.

Soyez ambitieuses mesdames et parcimonieuses.

Un an plus tard, il reviendra vers vous, et dira, j'ai tout égaré , je n'ai plus rien, je t'avais remis un gain il y'a un an qu'as-tu fais de cela ?

Et là vous serez entrain de marmonner ? L'homme parachèvera que vous n'êtes pas faite pour lui ou vous donnera une seconde chance plus tard s'il vous aime gaiement.

Vous aurez pu investir en multipliant ce qu'il vous a donné où épargner et dire j'ai de l'argent. Ou vous aurez pu vous dire: écoute, tu as de l'argent, voici ce que nous pouvons faire avec cet monnaie pour éviter d'épouvantables surprises prochainement. Votre homme se dira, ah quelle femme, je suis béni des hommes.

Les hommes sont aussi très bénéficiaires, perspicaces comme nous les femmes.

Si l'on sort perdant c'est que vous avez mal évaluez les risques, vous avez mal joué ou vous n'avez pas eu le meilleur associé ou vous n'avez pas fait le bon choix.

C'est pourquoi il est important de réfléchir à maintes fois avant de dire oui à l'engagement. Le partenaire du mariage vous devez être là pour lui, vous soutenir mutuellement, vous couvrir car s'il tombe vous flanchez avec lui. Vous faites tout ensemble. J'ai bien dit mariage pas fiançailles.

C'est pourquoi il est prudent d'avoir toujours des opportunités externes afin de ne pas flancher totalement et se relever.

CHAPITRE 5 : MA PHILOSOPHIE

- **Il faut penser et rester positif dans le quotidien** : Nos pensées sont souvent le reflet de notre vie, elle influence en quelque sorte notre vie. Il faut avoir un mental de Lionne chaque jour et le relever comme un défi.

Tout est éphémère, les jours passent, les gens rentrent et sortent de nos vies ainsi que les opportunités. Donc on se doit d'être toujours positif et d'embrasser ce que la vie nous offre tout en appréciant ses fruits.

- **L'éphémère :** peut pousser quelque fois au manque d'attachement et cela peut influencer positivement.

Donner de l'amour sans attendre en retour pour éviter la déception, la mélancolie sans vouloir ou avoir un désir de possession.

Apprendre à se connaître soi-même en maîtrisant chaque aspect de sa personnalité ou chaque trait de sa personne.

- **La colère :** elle est définie comme un sentiment négatif, mais ce qu'on doit retenir du sentiment qui est la colère est de savoir à quel moment user de la colère, car elle peut être utile et/pour apporter de l'ordre.

Un couple se dispute sans fin pour une incompréhension, Monsieur n'est pas attentionné, avec Madame. Elle le répète à chaque fois avec ardeur, franchise pour arranger les choses, mais il ne change pas. Elle peut se fâcher, se mettre en colère et prendre des distances pour faire comprendre et lui faire prendre conscience qu'on n'aime pas ce désintéressement. C'est la manière douce mais juste dire que souvent il faut montrer que nous sommes en colère pour se faire entendre et comprendre.

- **L'amour** : C'est un sentiment, une émotion que partage 2 ou plusieurs êtres de façons différentes.

Quand nous faisons quelque chose il faut le faire avec amour donner de sa personne en s'appliquant et s'impliquant réellement. En cela nous démontrons notre intérêt, notre amour et laissons une bonne image.

Cela doit se faire avec tout le monde : ami, famille, connaissance, animal, enfant, inconnu, la nature, les plantes et fleurs, les voitures car il y'a de la vie en toute chose ; Ne vous étonnez pas de voir des personnes parler à leurs voitures ou des plantes.

- **La crainte, l'inquiétude** : quand tu éprouves de l'inquiétude c'est qu'il y' a de la peur qui est installée. Pourquoi avoir peur quand on s'est que notre vie dépend de la divinité, le créateur. Mais avoir de l'inquiétude pour ses proches est positif.

- **L'envie, la jalousie** : La jalousie, l'envie, l'un et l'autre s'attirent. Nous avons chacun nos degrés de chacun de ces sentiments-là, On peut envier (apprécier rapidement et stop) sans le garder et le nourrir intérieurement. C'est également important de ne pas envier car on envie sans savoir souvent l'origine des acquis de la personne.
La jalousie en amour dans une relation de couple est différente et assez normal il faut juste rester dans les normes.

- **Le mensonge** : le mensonge est un sentiment comme la colère, il est à double tranchant. Qu'est-ce que ne ferait pas ou ne dirait pas une personne pour sortir d'un danger tant que cela peut participer à sa survie ou liberté. Mentir à son partenaire pour éviter une dispute ou éviter les histoires …

- **Le plaisir** : Connaître son corps, se procurer du plaisir ainsi qu'à son partenaire, la nourriture, les voyages..

- **La confiance :** la confiance se mérite, se gagne quand elle se brise s'est difficile de la reconstituer tel un puzzle mais reste possible.

- **La confiance 2 :** Avoir confiance en soi, quand on a confiance en soi on est sûr de soi on ne cherche pas l'avis d'autrui, sur un acte, un geste posé, on prend place, et la confiance fait tout.

- La patience : la patience est un chemin d'or ? LISA a-t-elle bien fait de patienter jusqu'à ce stade ? doit -elle patienter à nouveau au risque de perdre l'or de sa patience. Je pense qu'il faut savoir patienter.

- **La loyauté** : la loyauté est une valeur sûre. Mais trouver des personnes loyales et fidèles est rare. ce genre à vos côtés sachez que vous pourrez toujours compter sur eux. Ils ne vous abandonneront jamais.

- **L'hypocrisie** : L'hypocrisie c'est feindre et nous sommes tous hypocrites à un moment ou un autre dans notre vie. Il y'a l'hypocrisie pour flatter, faire un compliment, l'hypocrisie du sourire obligatoire. L'hypocrisie se présente sous diverses formes mais certaines situations de la vie nous demandent d'être hypocrite pour veiller à une entente cordiale avec nos proches et entourages.

- **La communication et la compréhension :** nous pouvons communiquer mais sans compréhension nous ne parviendrons à rien. Si j'explique A à mon conjoint et qu'il comprend B et me réponds en fonction de B, alors la communication ne sera pas gratifiante. Alors que si nous parvenons à nous comprendre la communication sera fluide. Donc vaut mieux se comprendre sans trop de débats que toujours débattre pour ne pas se comprendre.

- **Prendre la grosse tête** : C'est vrai qu'on peut nous traiter de prétentieux mais prendre le melon, prendre la grosse tête est parfois bien pour soi-même et notre respect. Plus on est dans l'accessibilité, plus l'irrespect s'installe.

- **Se remettre en question mea culpa :** savoir se remettre en question, revoir ses culpabilités, ses méfaits se retrouver et méditer. Trouver des réponses à ses questions.

- **Se préoccuper de son bien-être** : Savoir prendre soin de soi : c'est très important et permet de gagner confiance en soi. La fraîcheur est une valeur sûre. Pratiquer du sport, les routines beautés. Quand on est propre, frais et qu'on se sent bien dans son corps on a une confiance en soi naturelle qui nous permet d'affronter et se tenir devant toute personne. Un homme peut ne pas être beau mais juste ses soins, son parfum, son style, peut changer la donne. C'est pareil pour nous les femmes.

- **Le savoir vivre et le savoir être** : Avoir du tact c'est savoir rebondir, face à une situation, lors d'un échange, d'un discours même quand il semble complexe, savoir se défendre, c'est savoir tirer profit sans faire de tort à autrui. Avoir de la transparence et savoir écouter et comprendre.

- **Le respect :** Le respect se gagne, se mérite et doit être mutuel.

- **La paix :** la paix intérieure et au quotidien avec notre entourage.

- **La santé :** Sans la santé et la vie nous ne pouvons rien concrétiser.

MON LEXIQUE

- **S2i** : Sexy, intelligente et intellectuelle

- **ETE** : se mettre en mode ETE c'est d'Epargner, Travailler et Entreprendre

- **DAQ's :** Défauts Ambitions Qualités

- **BIC :** Avoir un stylet BIC : Belle, Intelligente et Classe

- **ROSé :** C'est ROSË, c'est ROmantique avec de la Séduction intime

- **C7 :** Faire Cartes sur table avec votre partenaire, questions, réponses sincères, Certitude autour d'un repas **:** Chandelle, Champagne, Carotte, Couscous, Cerise.

- **FAME** : C'est la Femme Argentée Métallique Electrique

- **C3X** : Être capricieuse, chipie, compliqué

- **Point S** : Ce qui donnera plaisir à ton ou ta partenaire

<u>DEDICACES</u>

Je remercie le soutien personnel et particulier apporté par tous dans cette initiative :

- Ma famille de près ou de loin qui m'ont soutenu dans mes moments difficiles

- Des amis farouchement sympathiques

- Ces personnes loyales qui ont toujours été là.

TABLE

Ce livre, est un moyen, un canal utilisé pour donner confiance aux femmes, afin qu'elles ne négligent pas le potentiel qu'elles ont et savoir qui elles sont réellement.

La femme est une source et une ressource pour l'homme, elle met de la couleur partout où elle se trouve.

J'espère que vous retrouverez votre couleur et la chérirai et si cette couleur ne vous convient pas alors changez de couleur!

- Eveil
- Spiritualité
- Romance
- Bien-être
- Développement personnel

www.ingramcontent.com/pod-product-compliance
Lightning Source LLC
Chambersburg PA
CBHW050734260726
48661CB00001B/229